图说
冠心病

穆军升 编著

刘红选 图

付 威 文字助理

U0284287

人民卫生出版社
·北京·

图书在版编目（CIP）数据

图说冠心病 / 穆军升编著. —北京：人民卫生出版社，2022.9

ISBN 978-7-117-33199-9

Ⅰ.①图… Ⅱ.①穆… Ⅲ.①冠心病－防治－图解

Ⅳ.①R541.4-64

中国版本图书馆 CIP 数据核字（2022）第 102138 号

图说冠心病

Tushuo Guanxinbing

编　　著	穆军升
出版发行	人民卫生出版社（中继线 010-59780011）
地　　址	北京市朝阳区潘家园南里 19 号
邮　　编	100021
印　　刷	北京顶佳世纪印刷有限公司
经　　销	新华书店
开　　本	710×1000　1/16　　印张：12
字　　数	165 千字
版　　次	2022 年 9 月第 1 版
印　　次	2022 年 9 月第 1 次印刷
标准书号	ISBN 978-7-117-33199-9
定　　价	69.00 元

E － mail　　pmph @ pmph.com

购书热线　　010-59787592　010-59787584　010-65264830

打击盗版举报电话　010-59787491　　E-mail　WQ @ pmph.com

质量问题联系电话　010-59787234　　E-mail　zhiliang @ pmph.com

数字融合服务电话　4001118166　　　E-mail　zengzhi @ pmph.com

丛书策划组

总 策 划：吕昭平　张桂华

策　　划：刘兴平　申金升　刘亚东

　　　　　王　婷　张利洁　李　芳

执　　行：任事平　李肖建　刘　欣

　　　　　唐思勤　马睿乾　解　锋

本书编委会

编　　著：穆军升

　　图：刘红选

文字助理：付　威

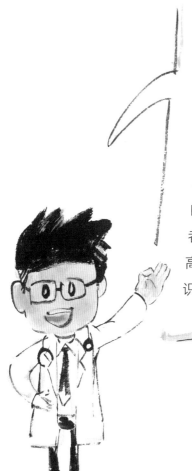

内容简介

　　本书紧紧围绕冠心病的防治，从"什么是冠心病、什么原因导致冠心病、怎么知道是否得了冠心病"，到"冠心病的预防、急救、治疗、康复"，力求将晦涩难懂的冠心病知识，以通俗易懂、诙谐幽默的文字和具有国画风格的配图向读者呈现。希望本书的出版，能为提高大众的冠心病防治意识和增加常识，提供有力武器。

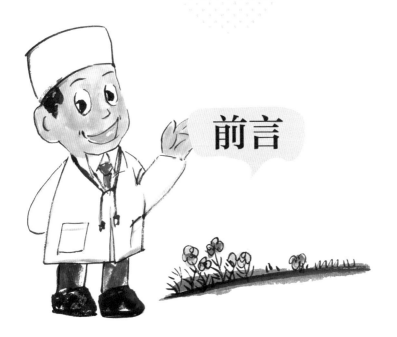

前言

　　想写这本书已经很久了。初心是用医学知识帮助更多的人，挽救那些可以避免逝去的生命。这源于我亲身经历的一件事，这么多年来，这件事一直让我无法释怀。

　　翻开尘封的日历，那是 2002 年 7 月，我从上海博士毕业后，来到北京安贞医院心脏外科工作。2004 年，我主动申请，经国家留学基金委遴选，被公派法国留学。为了在异国他乡更好地学习，国家安排即将留学的学子到北京语言大学接受为期一年的法语培训。在这个有六七十人的班级里，来自全国的学生汇聚一堂，刻苦学习。在这个班级里，我认识了陈长风，一位热情厚道的小伙子，他当时是中央音乐学院的一名音乐老师。作为一个北京人，他乐于助人，极尽地主之谊，在学习空闲之余，安排一个又一个集体活动。在短暂又难忘的一年时光里，在奋力前行的人生旅程里，他憨厚爽朗的笑声留给了同学们深刻的印象。

　　2006 年，我们一同到了法国，他在巴黎，我在波尔多，彼此虽然在不同的两个城市，但却挡不住他一如既往的热情。记得有一次，我的电脑坏了，需要更换一个零件，我便在商店购买了这个零件。如果找当地的维修人员更换，需要一笔相当大的人工费，而且在语言不通的异域他乡，找到这样一个电脑修理店也相当困难。在我一筹莫展的时候，我试着打了电话向他求助，他毫不犹豫地答应了。我清楚记得那是个周末的早晨，我这个笨拙且无知的电脑小白通过电话向他求助，而他不厌其烦地远程指导一遍又一遍，在他的耐心指导下，一个多小时后，我终于将零件正确地装进了电脑，电脑也终于重新开始工作。兴奋之余，我对陈长风的感激油然而生，并在心中默默祝福：好人一生平安。

一年的留学生涯里，我们惜时如金，奈何时间稍纵即逝。归国前夕，我带着大包小包的行李从波尔多狼狈地来到巴黎，准备乘坐第二天的飞机，飞越大西洋回到魂牵梦绕的祖国。在巴黎火车站，略显消瘦的他伸手接过我那笨重的行李，把我带到他的学生宿舍，那天晚上，他腾出自己唯一的一张床给我休息，而他自己却伏在桌子上静静地工作。窗外秋月浮动，在法兰西的最后一个夜晚，让我毕生难忘。归国后，我们常在电话里叙旧。回国后第一年，我女儿学钢琴时，他还热情地推荐钢琴老师。我们也曾偶尔在饭店小聚，最难忘的一次是武汉同学周亦武来京时，他主动召集北京同学聚会，聊了过去一起学习法语时很多快乐的往事。后来，由于工作、生活繁忙，无意间渐渐减少了与他的电话联系。直到有一天，武汉的周亦武再次来京，我们北京的同学再次相聚，推杯换盏之际，勾起了我对陈长风召集的上一次聚会的美好回忆。同学黄萌萌说："陈长风几个月前因心肌梗死（以下简称心梗）过世了，那晚他拿起电话，还没有拨通 120，就倒下了，等救护车赶到，人已经不行了……"刚才还欢声笑语的酒席，立即陷入了一片寂静。我万万没有想到，那晚与他一起就餐，竟然是与他的诀别之宴，一个年轻的生命止步于 45 岁，实在让人扼腕叹息。

那晚的星星，在天空眨巴着眼睛，安静地看着我，与我一起陷入悲痛。他曾经帮助别人那么多，却因为心肌梗死英年早逝。作为一名心血管医生，我却没有帮助他延长生命。脑海里我回想起很多年前曾经的一幕，当初在语言大学学习的时候，陈长风曾经带着他父亲找我看过病，就是心肌梗死。这种心脏病，有着遗传的因素，我竟然忘记提醒他，让他少饮酒、多运动，定期去医院检查，及时预防或治疗。这是我的疏忽，我的亏欠，我最应该早早提醒他，多爱惜自己的身体，有时间去医院查查，可惜他已经听不到我的声音。望着阒寂的天空，我仿佛就剩下一个躯壳，不能畅快呼吸，只能踽踽独行。

斯人已去，余下的我们仍然要面对现实的生活，从起意到执笔时隔漫漫的五年时光，我终于决定开启了这本书的旅程，用心去帮助在亚健康状态浑然不知的人们。

从过去的罕见病，到当今的常见病，冠心病正如一首诗词所言："旧时王谢堂前燕，飞入寻常百姓家"。昔日的所谓富贵病，早已与当下的老百姓息息相关。鉴于此，传播冠心病知识，特别是冠心病的防治知识，日显重要。

冠心病通常指的是冠状动脉粥样硬化性心脏病，是由于冠状动脉血管发生动脉粥样硬化病变引起的血管腔狭窄或阻塞，造成心肌缺血、缺氧或坏死而导致的心脏病。冠心病是一种常见病、多发病，已成为全世界威胁人类健康最严重的疾病之一。全世界约 1/3 的人口死亡是由心血管疾病引起的，特别是心肌梗死，被称为人类健康的"第一杀手"。在我国每年有 250 万~300 万人死于冠心病。

近年来，随着我国人民生活水平的提高，生活方式的改变，高血压、高血糖、高血脂还有肥胖等各种危险因素的增加，我国冠心病的发病率和死亡率都有升高，严重影响了人民的生活质量，威胁到了人民的身体健康。数据显示，绝大多数猝死都是由心肌梗死引起，并呈年轻化的趋势。北京安贞医院赵冬教授的研究显示：对于 25~45 岁的年轻人来说，一旦发生心肌梗死，有超过 90% 在还未到达医院前就已经死亡。

冠心病每天都发生

在眼前，因此，如何预防冠心病的发生，怎样及时正确地诊治，如何才能降低心肌梗死、猝死的发生率，本书将进行分章节阐述。愿提及的一个又一个知识点，能够成为读者战胜冠心病的有力武器。

　　曾经听闻或目睹一个又一个同学、同事、亲友及其他素昧平生的患者因冠心病不幸离世，作为一个迟来的"告白"，把这本泛着墨香的书献给天下人，惟愿未来的日子里少一些类似的悲剧。

编著

2022 年 3 月

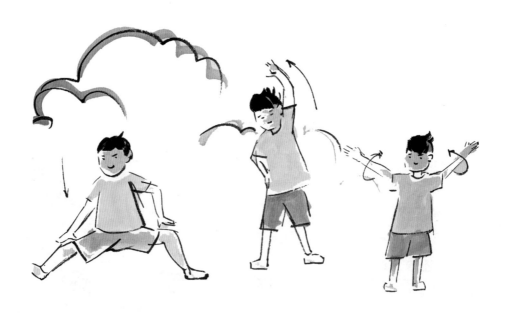

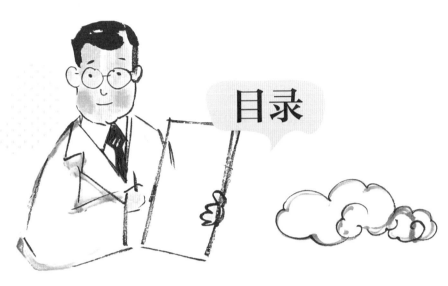

目录

第三章 远离冠心病从不容轻视的高血压谈起

第四章 名副其实的冠心病"隐身杀手"——高脂血症

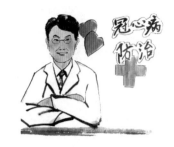

第七章 患冠心病的日子
该怎么度过

第八章 得了冠心病
该怎么治疗

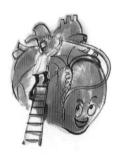

第九章 冠心病治疗后 怎样康复

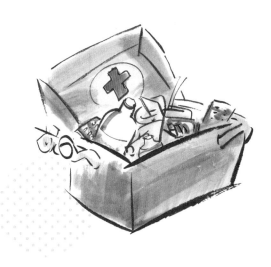

第一章

探寻心脏的奥秘
与冠心病的知识

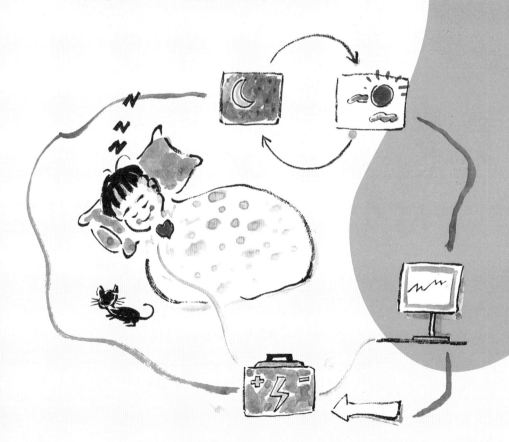

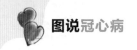
开卷有益，直奔主题。这是一个"心"的世界，让我们一起探寻"心脏"的奥秘：心脏长什么样，它的作用是什么，它的工作原理是什么？如果心脏有异常，就会出现"心脏病"，如心律失常、瓣膜病、冠心病等。冠心病是"心脏病"家族中的一个重要成员，也是本书的讲述重点。

1. 探寻心脏的奥秘

心脏在人体哪个位置？心脏的位置在胸腔中间偏左的地方，被我们的胸廓保护着。心脏的形状像个长歪的鸭梨，心底朝向右上方，心尖朝向左下方。平卧位把左手握拳放在左乳头右边，基本代表了心脏的大概位置和大小。

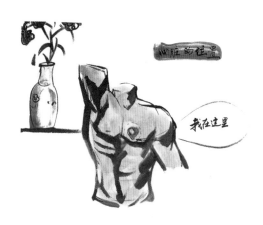

心脏长什么样？心脏就像一套房子，有房间，也有门。心脏由两个心房和两个心室构成，就像两室两厅的房子。心房与心室之间由瓣膜隔开，瓣膜就相当于房子的门，正常工作时能保证血液单向流动。当瓣膜出现问题时，就会引起血液倒流，并会产生能借助听诊器听到的杂音。

心脏为什么会不停地跳动？晚上当我们睡着了，是不是心脏也要休息呢？当然不行，心脏还要工作，所以心脏是最辛苦的。无论我们醒着还是睡着，心脏都不受我们意识控制地跳动着。这是因为心脏具有一种特殊的功能：自律性。心脏的这种自律性是从哪里来的呢？我们心脏内部有一种自律细胞，自律细胞就像一个个小的发电站，不需要任何外来刺激就能够自动地有节律地发出一股接一股的微小电流，刺激心肌细胞收缩而产生跳动，每发出一股电流就会刺激心脏跳动一下，而心脏的电活动就能通过心电图机记录下来。

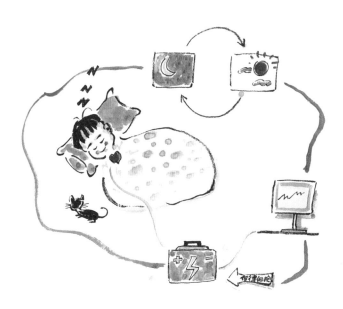

心脏的自律性

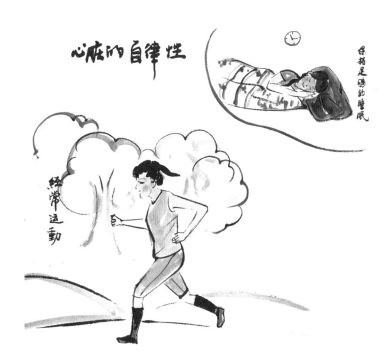

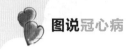
无论白天还是晚上,心脏都在不停地工作,心脏不工作,人就不能有生命了。心脏就像是人体血液循环的发动机一样,血液循环的主要作用是由血液作为运输工具,把氧气和营养物质输送到人体各个组织和细胞,供人体各个机能正常运转。氧气和营养物质经细胞利用后,产生的代谢废物及二氧化碳通过血液携带到肺等器官排出体外,保证机体的新陈代谢不断进行。

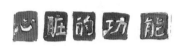

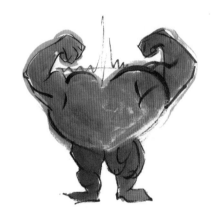

健康成年男性在静息状态下,心脏每跳动一次所射出的血液量为60~80ml,若按平均每分钟心脏跳动75次计算,心脏每分钟输出血量4.5~6L,也就是说心脏每分钟差不多要把体内的全部血液循环一遍,以此来算,健康成人每天要射出约8 000公斤的血液量。一个人活到70岁时,心脏总共约跳29.4亿次,泵到全身的血液可达20多万吨。

2. 心脏病大家族中的重要一员——冠心病

如果心脏不正常了,就会出现各种各样的心脏病:有节律异常的心律失常,有结构异常的瓣膜病,有大血管异常的动脉瘤,还有目前高发的、社会上最常见的、危害人类健康最大的冠心病。大众貌似对冠心病耳熟能详,其实大多数人还是一知半解。本章就带大家进一步了解什么是老百姓常说的冠心病。

如果把人体比作一辆汽车,那么心脏就像是汽车的发动机。给发动机供油的管路叫油管,给心脏供血的管路叫血管。由于该血管走行在心脏表面,包绕着心脏,看起来像给心脏戴了顶王冠,因此叫冠状动脉。冠状动脉分为左右两支,行走在心脏的表面。冠状动脉的作用就是给心脏供血,以此提供氧气和营养，从而确保心脏日夜不停地正常工作。

新的发动机油管都是光滑通畅的，但时间长了，由于油垢的产生积聚，油管将不再通畅，这时候就需要清洗或者更换油管。

同理，正常的冠状动脉管壁也光滑有弹性，血流在管腔内畅通无阻。

但由于各种原因，比如高血压、高血糖、高血脂、高尿酸、吸烟等，血管内膜受损，各种脂质就会通过损伤的内膜沉积到血管壁中，在血管壁上逐渐形成黄色的斑块，像日常喝的麦片粥，且摸起来非常硬，因此叫粥样硬化斑块。当堆积在血管壁中的粥样斑块越积越多，就会使血管腔越来越窄甚至堵塞。若冠状动脉在粥样硬化斑块狭窄的基础上再合并痉挛或血栓形成，造成管腔部分或全部阻塞，就会导致心脏供血不足，从而引起心肌缺血甚至心肌坏死。这一系列表现统称为冠心病。

粥样硬化的形成是冠心病的罪魁祸首。油管一般在管道内、外分别镀上一层防锈的材质，使管道用得久一点。就像油管一样，血管也分三层，起到类似"防锈"的作用。

正常的血管壁分为三层，包括：内膜，中层和外膜。内膜是一层光滑的扁平上皮细胞，极为光滑，从而保证血流在血管中畅通无阻；中层由平滑肌组成，具有收缩和舒张功能；外膜比较疏松，是一层保护组织。正常的冠状动脉管壁非常柔软且富有弹性，能随着心脏跳动有节律地收缩和舒张。

粥样硬化与脂质代谢障碍有关，特别是与胆固醇代谢障碍密切相关。在粥样硬化早期，血液中的胆固醇及其他脂质沉淀在血管内膜中，内膜逐渐隆起、增厚，形成肉眼可见的灰黄色斑块；此后斑块不断扩大，斑块中心部分因营养不足而发生软化、分裂，成为黄色的"粥样"物质；再以后，中层也有脂质沉淀下来，中层的平滑肌纤维和弹性纤维逐渐断裂，并发生纤维组织增生，同时伴随有钙质沉淀下来，最终导致管壁变硬、变脆，管腔变窄。

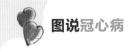
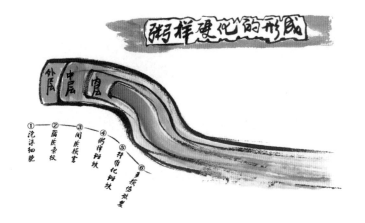

3. 冠状动脉狭窄就是冠心病吗

大众谈虎色变，一看到有"冠脉狭窄"的字眼，就心惊胆战。实际上大可不必。就像油管一样，有一点油垢挂壁的不光滑或者轻微堵塞，未必会影响整个油管。

有些患者去心内科就诊，看到报告单上说冠状动脉管腔狭窄，就不由得心头一紧，认为自己一定是得了冠心病。那么所谓的"冠状动脉管腔狭窄"就一定是冠心病吗？

冠状动脉管腔狭窄的进展是一个动态的过程。在狭窄程度尚未达到50%时，还不属于冠心病的范畴。当狭窄程度超过50%，影响血液的流量和流速，引起心脏局部缺血、缺氧，或在运动、情绪亢奋时发生胸痛、胸闷等症状，才会被判定为冠心病。

冠状动脉狭窄到一定程度，一般狭窄达到75%时，就可能会有心肌缺血的表现，这个时候才会成为需要治疗的冠心病。

心肌缺血有什么危害？就像发动机工作需要燃油，同样心脏工作也需要有能量供给。但心脏又不同于发动机。发动机工作的时候燃油，不工作的时候不需要耗费。心脏就不能停下来休息，一直需要能量供给。

由于心脏持续不断地跳动，因此必须每时每刻通过血液给心脏供应大量

　　的能量。心脏的血液供应十分丰富，心脏占人体体重的 1/200，但其血液供应约占心脏排血量的 5%，需氧量是全身组织平均需氧量的 10 倍。不仅如此，心肌细胞从血液中摄取氧的能力也大大超过其他组织细胞。

　　冠状动脉狭窄就会引起心肌供血不足，当冠状动脉狭窄到一定程度以至于不能满足心肌对血液的需要时，就会影响心脏的能量供应，从而影响心脏的正常工作，并因此引发胸闷、胸痛，严重时甚至会导致猝死的发生。

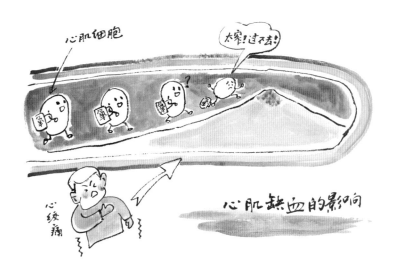

4. 为什么有时候冠心病似乎是无法避免的

　　提起一种疾病，大家最想知道的就是什么原因引起的，如何预防。但是冠心病不是一种原因引起的，有很多的原因与冠心病的发生有关联。为了更好地了解这种疾病，本章节就冠心病的病因从不可改变、不可控制的因素和可改变、可控制的因素两大方面，分别展开阐述。

　　让我们来探讨一下为什么有时候冠心病是无法避免的？

　　有些因素生下来就已经带来，譬如基因，依靠后天很难改变。俗话说，"龙生龙，凤生凤"，说明后代与父母有关系。所以目前很多研究证实，很

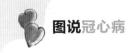

多疾病与父母的遗传基因有关。目前，国内外大量流行病学研究结果表明，冠心病发病具有明显的家族遗传倾向。家族史和遗传为冠心病的重要危险因素。研究发现，遗传因素在不同人群中的概率不同，在双生子中，父母患冠心病，遗传因素导致子女患冠心病的概率为75%（王冬萌，高文静等.2020）；父母都患有冠心病，遗传因素导致子女患冠心病的概率为50%；而父母正常，遗传因素导致子女患冠心病的概率为12.5%（彭琴，周琴怡等.2021）。若父母在50岁以前得过心肌梗死的人，子女发生冠心病的风险更大（王冬萌，高文静等.2020）。

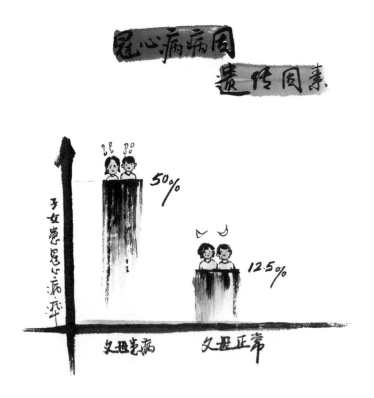

　　其次，不得不提的是社会因素。由于冠心病是所谓的富贵病，所以冠心病的发病率首当其冲与经济发达情况密切相关。研究表明发达国家冠心病的发病率高于发展中国家，城市地区高于农村，脑力劳动者高于体力劳动者。

再次，性别因素。文明发展的趋势，是男女平等。但是面对冠心病，女性还是不要享有与男性平等的概率为好，譬如冠心病。冠心病患病率，一般男性高于女性，这种差别主要发生在女性绝经之前。女性在绝经前，较高的雌激素水平会升高体内高密度脂蛋白的水平。高密度脂蛋白作为"好胆固醇"，对心血管系统有保护作用。当女性绝经之后，这种保护就消失了，所以绝经后的女性冠心病患病率明显上升。此外，男性工作压力大、精神紧张、吸烟等因素也是造成男性冠心病患病率增高的原因。

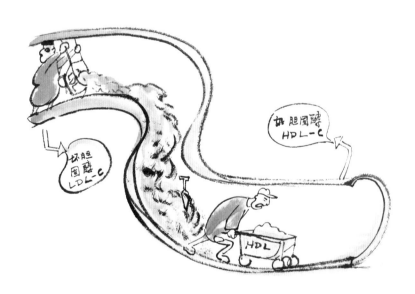

最后，年龄越大，患冠心病的可能性越大。就像一台发动机，新的发动机什么都是新的，包括油管。但是随着使用时间的延长，就会出现各种各样的毛病。心脏也是这样。一般来说，40岁以前冠心病患病率较低，40岁以后开始升高，但并不意味着冠状动脉粥样硬化是从40岁以后开始的。实际上，当发现冠心病有症状的时候，冠状动脉粥样硬化病变和管腔狭窄的程度已经相当严重了。其实动脉硬化从十几岁就已经开始了。在临床上，有的人二十几岁、三十几岁就心梗了，有的人活到七八十岁也没有得心梗，因此，冠心病的发病，虽然年龄不是必要条件，但预防必须从小开始，只有早期预防和干预才能达到防治冠心病的目的。

5. 为什么说冠心病也是自己酿下的一杯苦酒

上述讲了一些无法避免的引起冠心病的因素。但在平时生活中，一个人得了冠心病，常常说都是自己平时不注意，是自己给自己酿下的苦酒，这是为什么呢？这是因为冠心病的成因中，也有事在人为的可改变的危险因素。

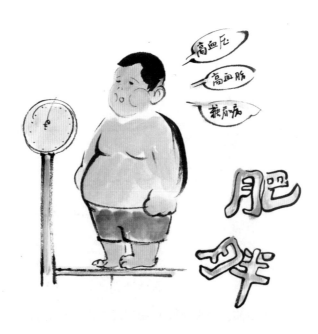

第一，性格。性格决定命运，真是这样吗？世界上很多疾病还真与性格有关联，譬如冠心病。大家知道，医学上性格分为 A 型和 B 型。A 型性格脾气比较火爆、没有耐心，遇事容易急躁；B 型性格脾气比较随和，性情文静，和蔼可亲。研究发现，A 型性格的人发生冠心病的风险是 B 型性格的 2 ～ 4 倍。A 型性格对冠心病发生的作用超过高血压、高血脂、高血糖、吸烟等危险因素，是冠心病发生的独立危险因素。

第二，不良的饮食习惯。俗话说：病从口入。不良的饮食习惯和不合理的膳食结构与冠心病的发生密切相关。美国之所以冠心病发病率那么高，很大程度上归根于快餐油炸食品的大量摄入。而我国冠心病的发病率呈现逐年上升的趋势，也是由于随着人民生活水平提高，人们对高胆固醇食物的摄入越来越多。

第三，肥胖。肥胖作为一种病态，对冠心病的坏影响，显而易见。随着肥胖者体重指数的增高，冠心病的发病率和心梗、猝死的风险也在增加。这主要是因为：过度的体重增加，会使心脏负荷和血压上升；高热量食物的摄入会使血脂水平增高；同时，肥胖还会引起胰岛素抵抗，增加患糖尿病的风险。

第四，吸烟。吸烟对冠心病的危害，越来越得到证实。烟雾缭绕的"快乐"里，暗藏杀机。目前，很多公共场所都设置了吸烟区，吸烟的危害逐渐被人们所熟知。吸烟不仅对肺造成损害，同时也会对心血管系统产生危害。吸烟时，大量有害物质如尼古丁和一氧化碳随烟雾吸入肺内，同时也被吸收到了血液中，进而作用到心脏、血管和中枢神经系统。烟雾中的尼古丁可直接刺激血管运动中枢，并刺激肾上腺素和去甲肾上腺素等血管活性物质释放，引起心率增快、末梢血管收缩、血压升高。这些血管活性物质还可直接损伤血管内皮。烟雾中的一氧化碳与血红蛋白的结合能力是氧气的 250 倍，且一旦结合就不易解离，而原本与氧气相结合的血红蛋白，一旦结合了一氧化碳，就失去了携氧的能力。血液中一氧化碳浓度过高时，不仅可使血氧浓度下降、组织供氧不足，还会损伤血管内皮，便于脂质渗入血管壁，促使动

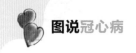

脉粥样硬化的发生。而且被动吸烟和主动吸烟同样危害人的健康。

第五，缺乏运动。从现代医学角度，劳心者却承担着冠心病的高风险。脑力劳动者静坐时间长、缺乏体力活动，患病率为体力劳动者的 2～4 倍。脑力劳动者精神紧张，可造成神经内分泌功能紊乱，使血液中的儿茶酚胺、皮质醇激素水平升高，最终导致血压上升。长期久坐还可造成脂代谢紊乱，血胆固醇水平升高，同时影响凝血机制，使血小板凝聚性增高，加重内皮损伤。除此之外，精神紧张还使人易于疲劳而懒于体育锻炼。相反，体力劳动者和坚持参与体育锻炼的脑力劳动者，冠心病发生的可能性就会降低。

6. 冠心病与其他疾病狼狈为奸

人体是一个有机的整体，彼此相生。所谓唇亡齿寒，一个器官不好了，会影响另一个器官工作。同样道理，一种疾病，也会波及另一种疾病，相互影响，一起恶化。譬如冠心病是心脏病的一种，同时也与其他疾病息息相关，最常见的就是高血压、糖尿病、高血脂、高尿酸等。

第一，在冠心病的高危因素中，高血压是罪魁祸首。高血压患者的血液在血管中流动时，对血管壁产生的压力值持续高于正常。长期血压高会损伤动脉内皮细胞，尤以中动脉受损最为明显，而冠状动脉就属于中动脉。动脉内皮细胞受损会加重动脉粥样硬化的发生，而血压水平越高，动脉硬化程度就越重。同时，血压过高，导致心脏跳动排血的后负荷过重，进一步增加了心脏的负担。

根据最新的统计报告显示，我国高血压患者多达 2.45 亿，约每 3 个成年人中就有 1 个高血压患者。有些患者对高血压心生恐惧，然而也有一些患者对于高血压的长期治疗和有效控制不放在心上，不仅无法坚持居家测血压，也无法坚持按时服药。随着时间推移，高血压在悄无声息中不断损伤动脉血管，直至病情进展而引发心梗、脑梗等严重后果。

　　高血压会对动脉血管造成长期的损伤，导致动脉血管逐步丧失原有的弹性，血管内壁结构也受到血压冲击而损伤，低密度脂蛋白胆固醇（LDL-C）——也就是常说的"坏胆固醇"更容易沉积下来，并不断扩大地盘。这些"坏胆固醇"慢慢就在各处血管形成了大大小小的动脉粥样硬化斑块，当斑块的体积变大后会向血管内部凸起，使得血管的内径变得狭窄，阻碍血流正常通过。当病情进展到一定程度时，各处器官可能出现供血不足，在冠状动脉处发生缺血就会引起冠心病，主要表现为心绞痛。

　　有的动脉斑块的结构非常薄弱，犹如薄皮大馅的饺子一样，斑块在越变越大的过程中就会越来越不稳定。同时，高血压患者的血管弹性变差，在情绪激动或体力劳动的情况下，更有可能诱发冠状动脉斑块破裂，血小板在修复破裂时形成的血栓会把冠状动脉堵塞的更加彻底，从而引起心梗急性发作，甚至危及生命。

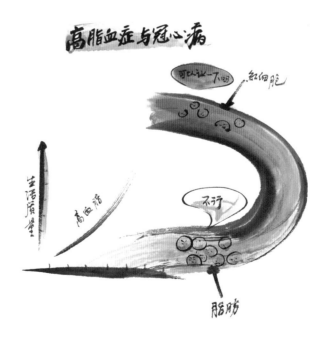

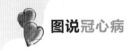

第二，不容小觑的高脂血症与冠心病密切相关。老百姓平日里说的血稠，实际上指的就是高脂血症。据调查，我国高脂血症的患病率接近20%，且高脂血症的发生率还有逐年上升的趋势，其中不乏青少年，这与我国人民的生活水平明显提高、饮食习惯发生改变等原因密切相关。高脂血症通常指的是血浆中胆固醇或甘油三酯等异常增高。这些异常增高的脂质会沉积在细胞内以及血管壁上，沉积在肝脏细胞就会形成脂肪肝，沉积在血管壁上就会造成管腔狭窄，甚至闭塞。

区别坏胆固醇与好胆固醇很关键。为什么呢？血稠不是一种物质形成的，里面有多种物质，才形成了所谓的血稠，其中最重要的就是胆固醇。血液中的这些脂质都是不溶于水的，就像家里的食用油一样不溶于水，都漂浮在水面上。血液中的脂质只有与脂蛋白结合在一起才能在血液中运转，参与体内的代谢。脂蛋白主要分为低密度脂蛋白（LDL）和高密度脂蛋白（HDL）。低密度脂蛋白（LDL）与胆固醇结合成低密度脂蛋白 – 胆固醇（LDL-C），低密度脂蛋白是运输胆固醇到肝外组织的主要运载工具，LDL-C 越高，冠心病的发病率越高，因此我们称 LDL-C 为"坏胆固醇"。高密度脂蛋白（HDL）与胆固醇结果成高密度脂蛋白胆固醇（HDL-C），HDL-C 在血液中不断携带外周胆固醇进入到肝脏内降解，促进肝外胆固醇的清除，防止动脉硬化的发生，故称为"好胆固醇"。

第三，蠢蠢欲动的糖尿病也与冠心病密切相关。糖尿病对冠心病的危害很大，在过去，糖尿病就是富贵病，与尚未解决温饱问题的老百姓不搭边，但是随着生活水平的提高，糖尿病逐渐进入普通大众的视野和生活。

80% 以上的糖尿病患者会死于冠心病。为什么糖尿病有那么大危害？这是因为糖尿病患者容易并发冠心病，且糖尿病患者得了冠心病不易被察觉。长期高血糖，特别是血糖波动过大，对血管的刺激非常大，容易造成血管内皮的损伤，血液中的脂质等大分子物质就会在破损的血管内皮沉积下来，形成动脉粥样硬化斑块。此外，糖尿病合并冠心病时，冠心病的某些临床症状会被掩盖，这是因为升高的血糖会侵袭神经末梢，使痛阈升高，即使发生了严重的心肌缺血，疼痛也不严重，甚至没有心绞痛的症状。因此，糖尿病病人应在医生的指导下，科学地控制血糖，并定期检查心脏，降低冠心病的发生率。

第四，鲜为人知的第四高——高尿酸，也与冠心病相关。说起"三高"：高血压、高血糖、高血脂，大家都已经耳熟能详，但是，不为大众所熟知的高尿酸血症，其危害性，也同样不容忽视。高尿酸血症已经成了继高血压、高血糖、高血脂"三高"之后的"第四高"。随着生活水平的提高，人民的生活方式和饮食结构的改变，高尿酸血症逐渐成为了一种常见病、多发病。其发病率，男性高于女性，沿海地区高于内陆地区。

有研究表明，许多高尿酸血症患者，最终会发生冠心病，并以心肌梗死为主。预防高尿酸的方法除了控制高嘌呤类食物（动物内脏、海产品等肉类）的摄入，还要控制饮酒。

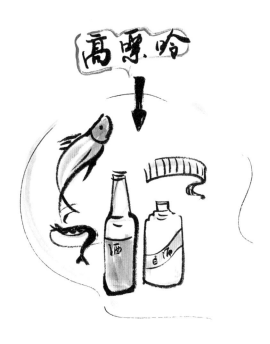

第二章

怎么识别隐藏于
身体里的冠心病

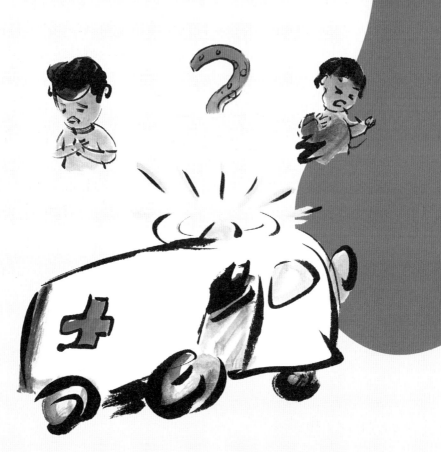

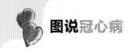

茶余饭后、街谈巷议中，经常会听说周围有人得了冠心病。但是有的人轻，只是心绞痛；有的人重，发生了心肌梗死；有的一度危及生命，被告病危；更有甚者，发生了猝死。由于一知半解，大家听完后，依然难免一头雾水。本章对一些常见问题进行逐一探讨。

1. 心绞痛为什么是冠心病发作时最常见的表现

发动机坏了，机器就不能运转了。心脏就好比是人体的发动机，而冠状动脉是给心脏自身供应血液的管路，当冠状动脉发生狭窄或阻塞时，心肌的供血就会减少，当冠状动脉的供血与心肌的需求不平衡时，也就是当冠状动脉的血流量不能满足心肌代谢所需要时，心肌缺血缺氧，就会产生胸痛的症状。

一般来说，冠心病患者在静息状态下不会出现胸痛的症状，因为在静息状态下心脏做功较少。而在体力活动时，心脏做功增加，需要的血供增多，而狭窄的冠状动脉不足以供应心脏所需要的血液，就会出现胸痛的症状。而停止体力活动进行休息时，心脏做功减少，那么所需的血供也相应减少，胸痛的症状就会缓解。产生疼痛的原因主要是，心肌细胞在缺血缺氧的情况下进行无氧酵解产生乳酸等酸性物质，这些酸性物质会刺激心脏内的神经而产生疼痛的感觉，同时这种疼痛还会放射到咽喉部、左前臂和小指等部位。

什么情况下会诱发心绞痛？就像发动机，油管有问题了，平时低速时看不到明显问题，如果高速运转，就会发现明显动力不足。心脏有问题也会表现同样的情况。一般而言，冠心病病人在休息的情况下不会有心绞痛，只有在一些诱发因素下才会出现心绞痛症状。心绞痛最常见的诱因有：

· 快走、上楼梯、跑步等体力活动。

· 情绪波动大，比如焦虑、生气、悲伤、过度高兴等。

· 饱餐、便秘、酗酒、大量抽烟。

· 生活不规律，尤其是熬夜，没有足够的睡眠。

· 寒冷刺激等。

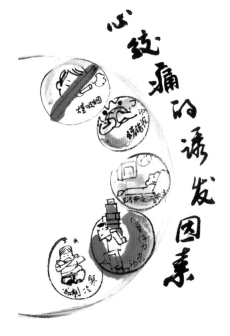

以上因素会引起心率增快，血压升高，心脏做功增加，心肌耗氧增加，从而使心脏需要更多的血供，相当于汽车发动机的转速增快需要消耗更多的能源一样。当狭窄的冠状动脉不能保证血液的供应时，就会导致心肌缺血缺氧，从而诱发心绞痛的发作。当去除这些诱因，心肌做功减少，耗氧减少，心绞痛症状就会缓解。寒冷刺激会引起冠状动脉痉挛收缩，使本来就有狭窄的冠状动脉更加狭窄，从而加剧了心肌缺血。

因此，凡是能引起心脏做功增多、心肌耗氧增加或者加剧心肌供血减少的因素都会诱发心绞痛。了解这些诱发因素后，冠心病患者在日常生活中，就应该尽量避免这些诱因，以免心绞痛发作。

心绞痛的主要特点有哪些呢？当"油管"出现问题时，心脏这个发动机出现问题就会有如下特点：

- 典型的心绞痛多在一种或多种上述诱发因素下出现。
- 疼痛大都位于胸骨体上段或中段之后可波及心前区，常放射至左肩、左臂内侧达无名指和小指，或至颈、咽或下颌部。
- 疼痛的范围往往是一片，患者可用手比划出一个大概的部位但不能指出确切的部位，凡是能指出确切疼痛点的往往不是心绞痛。
- 老年人心绞痛常常以钝痛或灼烧痛较为多见，疼痛程度通常不如年轻人剧烈。有时老年人的心绞痛不是一种疼痛的感觉，而是一种无法描

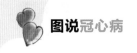
述的不适感。凡是针刺样、刀割样疼痛往往不是真正的心绞痛，很有可能是别的原因。

· 心绞痛不仅只有疼，还会出现胸闷憋气，感觉空气不够用，有窒息感。

· 典型的心绞痛持续时间为 3 ~ 5 分钟，很少超过 10 ~ 15 分钟，如果疼痛持续不缓解，就要警惕是否为心肌梗死。如果疼痛如闪电样一瞬即逝，往往也不是心绞痛。

· 由体力活动引起心绞痛者，停止体力活动数分钟后可缓解。较重的心绞痛发作，使用硝酸甘油后也可缓解。

心绞痛发作，有的人重，有的人轻，怎么辨别心绞痛的严重程度呢? 发动机问题越大，工作效能就越低下。心脏问题越大，那么表现出来的症状也就越明显，首先表现在常见的心绞痛症状的严重程度上。心绞痛严重程度一般分为Ⅳ级。

Ⅰ级：一般体力活动（例如行走、上楼等）不受限不引起心绞痛，只有当重体力劳动或剧烈活动（例如跑步）时才会引起心绞痛。

Ⅱ级：一般体力活动轻度受限，在行走、上楼、登高、饭后行走或寒冷、情绪激动时可能会有心绞痛发作，或在睡醒后数小时内发作，以一般速度在一般条件下平地步行 200 米以上或上一层以上楼梯受限。

Ⅲ级：一般体力活动明显受限，以一般速度在一般条件下步行 200 米内或上一层楼梯时受限。

Ⅳ级：不能进行任何体力活动，休息的时候都可能会出现心绞痛的症状。

2. 冠心病发作为什么最可怕的是心肌梗死

冠心病发作有这样那样的表现，其中最可怕的是心肌梗死。就像发动机最要命的问题是油管堵塞，不能工作了。心脏血管堵塞导致心肌梗死也是最严重的情况。心肌梗死是由于各种原因引起冠状动脉急性的完全闭塞，导致持续而严重的心肌缺血并最终引起心肌坏死。主要表现为突发的、持续严重的心绞痛，硝酸甘油治疗后不缓解，并可伴血压下降、大汗淋漓、有濒死感。

心肌梗死是怎么发生的呢？心肌梗死多数是在冠状动脉粥样硬化斑块的基础上，在各种诱因下，血管突然痉挛或斑块突然破裂、血小板聚集、血管内血栓形成，造成血管腔部分或者完全堵塞，导致心肌缺血坏死。

心肌梗死是急危重症，究竟什么情况才是心肌梗死呢？心肌梗死常为突发胸骨后或心前区剧烈疼痛，持续时间常在半小时以上，且休息或含服硝酸甘油后症状不能缓解，常伴有大汗、面色苍白、濒死感，甚至有心率增快、血压降低，当下壁心梗时还会有恶心、呕吐、上腹胀痛、肠胀气等胃肠道症状。在心肌梗死急性期还可并发心源性休克、心律失常、心脏破裂等严重并发症，有极高的病死率。

一般在心肌梗死后第 2 天起多有体温升高，约 38℃，很少超过 39℃，这可能是因为心肌坏死后引起机体的吸收热。有部分老年患者心梗后临床表现不典型，另外还有大约 42% 的糖尿病病人无胸痛表现，这可能与糖尿病并发的神经病变与痛觉传导障碍有关。

既然心肌梗死这么可怕，那么在心肌梗死发生前，是否有一些征兆提醒人们注意呢？事实上，心肌梗死虽然突发，但很多患者却是由于无知，对一些莫名的症状没有引起注意，一再延误，才酿成了最坏的结果。新闻中也时常报道许多名人由于突发心梗而英年早逝。假如能及时发现心梗的预兆，或许能避免很多不必要的死亡。

50%～80% 的心肌梗死患者在发作之前都会有明显的预兆，其中以第一次发生心绞痛或原有心绞痛症状加重最为突出。患者可在无明显诱因的情况下心绞痛反复、持续发作，发作频率、疼痛程度、持续时间都明显加重，且服用硝酸甘油无效或效果不明显。其他常见的心梗预兆还包括乏力、胸部不

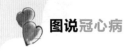

适、烦躁、活动时心悸、气急等。尤其是伴有高血压、高血脂、糖尿病、高龄等心梗高危因素的人群，在出现上述征兆时，更需提高警惕，尽快到医院就诊，接受专业及时的救治，减少或避免心肌梗死。

既往有冠心病或心绞痛病史的患者，假如突然感到胸口有"千斤重担"似的胸闷、胸痛、窒息感，务必立即停止活动，平躺休息，舌下含服硝酸甘油。如果这些措施效果不明显，就要高度警惕是心肌梗死发作。

心肌梗死的疼会把人疼死吗？当然疼，但是在疼的时候，却有比疼更大的危机。心肌梗死的典型症状是压榨样剧烈胸痛，但一般胸痛本身不会直接致死。只有当心肌梗死引起大面积心肌坏死，出现恶性心律失常的时候，虽然心脏在跳，但它已经不能把血泵出来，这个时候才会直接导致病人死亡。所以，由心肌梗死引发的恶性心律失常，甚至是心脏停止跳动，会导致猝死，而单纯心梗引起的胸痛不会导致病人死亡。

3. 心肌梗死与心绞痛本是同根生而境况却大不同

心肌梗死与心绞痛都属于冠心病，但却是不同发展阶段的两种病，二者之间的区别如下：

首先，病情轻重不同。心肌梗死是心绞痛发展到一定程度时的终极表现，既有诱因，又有先兆。那么，哪些情况会诱发心肌梗死，成为压倒骆驼的最后一根稻草呢？心肌梗死常见的诱因如下：

· 寒冷刺激：冷的刺激易使心率加快，血压增高，从而增加心肌耗氧量。寒冷也可诱发冠状动脉痉挛，使原本已经狭窄的冠状动脉变得更加狭窄，甚至完全闭塞。

· 情绪的突然变化：情绪激动、精神紧张、愤怒等情绪变化容易诱发心肌梗死。

· 暴饮暴食：进食大量高脂肪的食物后，血脂浓度突然增高，血液黏稠度增加，血小板聚集增多，容易形成血栓，从而堵塞原本已经狭窄的血管。除此之外，暴饮暴食会使大量血液进入胃肠道，导致供应冠脉的血液减少，从而加剧心肌缺血。

- 过劳：过度的体力活动、连续的紧张或劳累等，都可使心脏的负担明显加重，心肌需氧量增加。当狭窄的冠状动脉不足以满足心肌的需氧，就会有心肌缺血的表现，严重情况下会出现心肌梗死。
- 大手术：手术会使人体产生大量的神经内分泌因子，这些物质可能会诱发心肌梗死甚至猝死。
- 各种感染、创伤等也可能会成为诱发因素。

从诱因中可以看到，一部分心肌梗死的诱因与心绞痛的诱因是重合的。

其次，发病特点不同。心肌梗死与心绞痛可在各个年龄段发生，但是不同年龄段的发病概率与表现形式各不相同：

- 无痛型：无痛型心梗占 15%～75%，且随年龄的增长而增加，≥ 80 岁高龄患者中，无痛型心梗约占 60% 左右。
- 胃肠型：表现为食欲减退，恶心、呕吐、腹痛等。
- 异位疼痛型：表现为咽喉痛、牙疼、颈肩痛、肩背痛、左前臂痛，可与心绞痛同时并发，也可单独出现。对于突然出现上述部位疼痛的老人，要警惕心肌梗死。
- 心功能不全型：当老年人突发不明原因的胸闷、心悸、气短、呼吸困难等心衰症状时，应考虑除外心肌梗死。

总之，老年人心肌梗死症状常不典型，易与其他疾病相混淆，造成误诊、漏诊，因此要对老年人心肌梗死特点有足够的认识。

冠心病、心绞痛和心肌梗死，一个又一个疾病，许多概念纠缠在一起，容易让人分辨不清。冠心病是指冠状动脉粥样硬化性心脏病，是一系列心脏疾病的总称。心绞痛和心肌梗死则是冠心病的不同类型，是病情发展的不同阶段。心绞痛是在进行一定的体力劳动后，心脏做功增加，心肌氧耗增加，而血管狭窄不能满足增加的心肌耗氧的需要，心肌缺血缺氧，引发胸痛，这

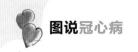

就是所谓的心绞痛。心绞痛的持续时间相对较短，一般只有数分钟，休息或口服硝酸甘油后疼痛可缓解。心肌梗死是在各种诱因作用下引起血管内斑块破裂、血小板聚集、血栓形成、堵塞血管腔，或者是血管急性痉挛闭塞，导致心肌缺血缺氧坏死，疼痛通常持续时间 15 分钟以上，休息或口服硝酸甘油后疼痛不缓解。一旦出现这种情况，需要紧急送医院治疗。

4. 追查心肌梗死的六大帮凶

之所以说心肌梗死严重，那是因为它可导致严重的后果，对生命构成严重的威胁。冠心病的死亡原因大部分是心肌梗死，而使心肌梗死成为杀手的背后，有不得不提的六大帮凶。只有了解到疾病的危害，才能更好地配合医生的指导，预防严重后果的发生。

帮凶之一：心源性休克。所谓休克，就是暂时休息，歇一会，对于心脏，这可是够吓人的。心源性休克是由于心肌梗死引起心脏收缩力下降，进而引起全身各器官组织灌注不足，通常表现为血压下降、四肢湿冷、神志淡漠等。心肌梗死并发心源性休克有极高的死亡率。据报道，发病后 3 小时内进行抢救治疗者，病死率为 13%；发病超过 3 小时以上才抢救者，病死率高达 76%。此类患者预后的好坏与治疗时间的早晚密切相关。因此，对于心梗并发心源性休克的患者一定要尽早治疗。

帮凶之二，心律失常。刚才讲过，心脏发动机不停地工作，一是有油管供应能量，二是心脏有自律性，不停地跳动。一旦心脏出现了问题，尤其是心肌梗死，就影响了心脏的自律性，也就是影响了心脏的跳动。在心肌梗死急性期可有 75% ~ 95% 的患者合并各种类型的心律失常。

心室颤动、心脏停搏是最严重的致命性心律失常。室颤时，因心室肌颤动，不能进行有效的收缩，故动脉血压急剧降至零，因此出现心音、脉搏均消失，病人意识丧失、抽搐。此时必须紧急抢救，及时电击除颤。有部分心律失常可以加剧病情，如心房颤动、室性心动过速等快速心律失常，应及时使用药物治疗进行转复。如成对出现的室性早搏、频发或多源性室性早搏，须及时识别，积极处理。如偶发房性或交界性早搏、室上性心动过速、Ⅰ度房室传导阻滞等，对于这类心律失常，可进行观察，暂不需做特殊处理。

心肌梗死引起的心律失常是由于心肌缺血缺氧、心肌坏死引起的，只有尽可能多地挽救缺血心肌、缩小梗死面积，才能更好地治疗心律失常。

帮凶之三，心脏破裂。心肌梗死并发心脏破裂的发生率为3%～22.5%，高龄病人心脏破裂的发生率更高。在发生心脏破裂前，病人可有持续性或反复性胸痛，发生破裂后可引起急性心包填塞。此时病人表现为颈静脉怒张，心音、脉搏消失，有的还可听到新出现的粗糙、响亮的收缩期杂音。

心室游离壁破裂多发生于心肌梗死后4～5天内，以左室前壁破裂多见，主要引起心包积血和心包填塞，有的是逐渐破裂死亡，也可心脏破裂后突然死亡。室间隔破裂多发生于广泛室间隔梗死，一般在心肌梗死后1周内发生，即使行室间隔破裂修补术，死亡率仍较高。乳头肌断裂多发生在梗死后2天内，在心尖区可听到全收缩期高调、粗糙的杂音，可迅速发生心力衰竭和周围循环衰竭，若不及时治疗可发生急性肺水肿而死亡。

帮凶之四，室壁瘤形成。苹果烂了，但是外边还有一层苹果皮，就像没有完全破溃一样。室壁瘤是心肌梗死后常见的并发症，发生率为5%～20%。室壁瘤的形成是当病人发生大面积心肌梗死后，坏死的心肌逐渐被纤维结缔组织取代，丧失了心肌原有的收缩功能，在心脏收缩期由于心室腔内压力高，纤维化的心肌向外膨出形成室壁瘤。约80%的室壁瘤发生于左室心尖和前壁。由于血液会在室壁瘤内形成湍流，因此在室壁瘤内易形成附壁血栓，血栓如果脱落就会造成周围血管栓塞。同时还会有心功能不全、心律失常等严重并发症。因此，手术切除室壁瘤是最积极有效的治疗措施。

帮凶之五，心源性猝死。这是最严重的结果，发动机停止了工作。心源性猝死是指外表看起来健康的人由于心脏原因突然死亡。冠心病是心源性猝

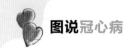

死最常见的原因。冠心病病人突然因冠状动脉闭塞而发生心跳停止。多数病人在心源性猝死前没有预警症状，故猝死前难以预测。典型的猝死症状为突然发生的意识丧失，大动脉搏动消失，可伴有全身或局部抽搐，皮肤苍白或全身发绀，大小便失禁，并迅速发生呼吸停止、瞳孔散大。一旦遇到心源性猝死病人，要立即进行胸外按压，有条件的应立即行电除颤，若心跳停止超过4分钟，大脑就会不可逆性脑死亡，这也就是通常所说的"黄金4分钟"。

帮凶之六，心力衰竭。冠心病是一个慢性病，是一个日积月累的病，所以冠心病时间越长，病情就越严重。尤其是心肌梗死后，更容易引起心力衰竭（简称心衰）。当心脏持续缺血缺氧就导致心肌细胞坏死，心脏泵功能就会受损，最终出现一系列心衰的症状。当出现心衰时，最常见的症状是全身无力，轻微活动即可出现呼吸困难，同时还会出现夜间睡眠中突然憋醒，坐起来并双腿下垂后症状可缓解。当心衰进一步加重，会出现食欲不振、四肢水肿（双下肢更常见），甚至胸腔积液、腹水等。

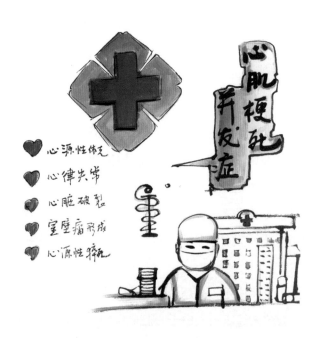

5. 从面部等特殊征象引申看冠心病的风险

有些疾病，医生看面相就能略知一二，正所谓"相由心生"。比如，这个人脸色苍白，一般是贫血；有的人面相发黄，可能是黄疸疾病等等，从面相往往可以洞察自己的身体状态。鉴于面部及一些其他特征可能预示着患冠心病的风险增加，故有必要就此进一步探讨：

耳垂褶皱

有研究发现，约有 75.2% 的国内冠心病患者存在耳垂褶皱，同时发现双耳均有耳垂褶皱的人患冠心病的风险高于单侧有耳垂褶皱的人，且男性冠心病患者存在耳垂褶皱的比例高于女性。（Xing-li Wu，Ding-you Yang 等，2014）有人认为，耳垂与心脏的供血类似，均缺乏其他动脉的侧支供应，而且耳垂褶皱在儿童中很少见，这是因为年龄导致弹力纤维降解、微循环阻塞、细胞老化，同时，耳垂作为末端部位，容易受到缺血缺氧的影响，产生局部收缩，这些都可能与耳垂褶皱的形成有关。

男性型脱发

男性型脱发也叫雄激素型脱发，表现为额头和两侧头发进行性减少并逐渐向头顶延伸，最后头顶部的头发大部分或者全部脱落。80 岁以上的男性中80% 会出现这种类型的脱发。男性型脱发与高血压、糖尿病、高脂血症以及冠心病的发病率呈正相关（Kamal S, Dhammdeep H, et al.）。男性型脱发增加患冠心病风险的机制目前还不太清楚，可能的原因是：男性型脱发患者雄激素水平较高，较高的雄激素会导致动脉粥样硬化，同时也增加了血栓形成的风险；雄激素本身会引起血压以及血脂的异常，进而增加冠心病的风险；另外，男性型脱发与冠心病都具有遗传倾向，因此这两种疾病可能具有遗传关联性。

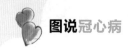

头发过早变白

头发变白是人体自然衰老的过程，通常情况下头发变白并不是一种疾病状态，但头发过早变白则可能是全身疾病的一种表现。目前认为，头发变白和动脉粥样硬化的发生存在类似的发病原因或相关因素，如基因修复受损、氧化应激、雄激素、炎性反应等。

角膜老年环

角膜老年环是眼球角膜靠近巩膜的边缘部分有一圈灰白色或白色的浑浊环，宽约 1~2 毫米。角膜老年环的形成目前认为与胆固醇在角膜浸润有关，尤其是与低密度脂蛋白胆固醇（LDL-C）有关。多见于老年人，若见于40 岁以下者，则多伴有高脂血症，以家族性高胆固醇血症为多见。

黄色瘤

黄色瘤不是肿瘤，是低密度脂蛋白胆固醇水平增高促使胆固醇在身体其他组织沉着。可出现在全身各处，如果出现在眼睑称为眼睑黄色瘤，通常见于家族性高胆固醇血症。

除了上述面部征象可预示冠心病外，身体其他部位的体征譬如阳痿、下牙疼也可能是冠心病的早期信号之一。冠心病患者中阳痿发生率比健康人高。这是因为阴茎动脉发生粥样硬化会引起勃起障碍，而发生勃起功能障碍也可能是全身血管功能减退的最初表现。有一些下牙疼服用止痛药无效，而经过检查后发现有冠心病，用冠心病的药物治疗后下牙疼消失。下牙疼可能是冠心病发作的信号，当出现服用止疼药不能缓解的下牙疼，口腔科检查又无病的人，要考虑是否为冠心病。

虽然上述所列六个特征与冠心病之间存在关联，但并不能说有了上述特征就一定有冠心病，冠心病的诊断还需要冠脉 CT 血管造影（CTA）或冠状动脉造影进一步明确。上述特征的意义更多的是对这些患者进行密切监测，早期发现冠心病，更好地控制血压、血糖、血脂等危险因素，防止冠心病的发生发展。

除了借助上述面部等特征看冠心病的风险之外，还有哪些苗头能帮助个人早期发现冠心病呢？古人曰："见兔而顾犬，未为晚也；亡羊而补牢，未为迟也。"意思是发现问题及时采取善后措施，以免酿成大错。对于冠心病也是如此，只有尽早地发现苗头，才能防患于未然。

如果一个冠心病病人不知道自己得了冠心病，平时饮食、运动、情绪都不加注意，最后当出现冠心病症状时才去治疗是非常危险的。当人们在日常生活中出现以下现象时，就应提高警惕，及时就医，以便早期发现冠心病：

- 劳累或紧张时出现胸骨后或心前区疼痛，疼痛可放射至肩、颈、左上臂部。
- 体力活动时有心慌、气短、疲劳和呼吸困难。
- 饱餐、寒冷、受惊吓时感心慌、胸闷。
- 在上楼梯或爬山时，比自己之前特别是比别人容易感觉到胸闷、心慌、呼吸不畅、空气不够用。
- 晚上睡觉枕头低时感到憋气，需要高枕才感到舒服。熟睡过程中突然被憋醒，感到胸闷气短、呼吸不畅，需要坐起来后才好转。
- 反复发作的左肩痛，一般治疗不能缓解。
- 性生活时感到心慌气短、胸闷或胸痛等不适。

6. 借助现代化医疗设备识别冠心病

借助现代化医疗设备识别冠心病，包括两方面检查：初步先要做的筛查项目，以及进一步冠脉造影等检查。如果出现前面所述的一些不适症状，最好去医院就诊，医生一般会给开下述一些检查，初步排查是否有冠心病：

- 心电图：方法设备简单方便，是目前冠心病诊断最常用的方法。
- 抽血化验：最常见的抽血项目是"心肌酶"检查，也叫"心肌损伤标志物"。同时，还要顺便查一下血糖、血脂、尿酸、肝功、肾功、电解质等。

· 动态心电图：一种病人可以随身佩戴，连续记录 24～72 小时的动态心电图仪，通过长时间的连续监测记录，可以对心律失常、心肌缺血和原因不明的心悸、晕厥提供更有价值的诊断。

· 超声心动图：简单、方便、快捷，可观察心房心室各部的运动状态、心肌各结构的相互关系及心脏的功能。

· 冠状动脉 CT 检查：冠状动脉 CT 检查是一项用于检查冠状动脉是否正常的辅助检查，通过静脉注射造影剂可得到冠状动脉重建图像，从而用来诊断冠心病。

· 放射性同位素心肌扫描：可测出心肌缺血或坏死的部位及范围，也可观察病人心功能的变化，借以对冠心病作出诊断。

· 介入性诊断技术：冠状动脉造影是目前确诊冠心病的"金标准"，当怀疑有冠心病时，可行冠状动脉造影以明确诊断。

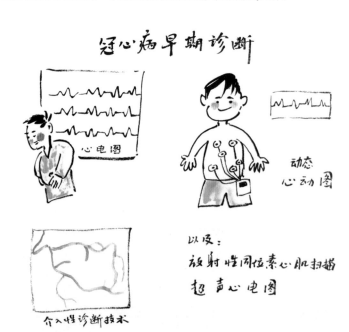

什么时候需要做冠状动脉造影呢？当上述几项初步检查，出现明显异常，一般门急诊医生就会建议住院进一步检查。目前医学界公认，冠脉造影，是诊断冠心病的金标准。如果怀疑病人有冠心病，只要有专门技术人才，设备完善，就可以建议病人接受此项检查，其危险性较小，指征如下：

- 胸痛，临床难以明确诊断。

- 心绞痛或心肌梗死。

- 不明原因的心脏扩大、心律失常和心功能不全。

- 心电图束支传导阻滞、T波或ST-T改变。

- 无明显症状，但有高血压、糖尿病、吸烟、肥胖且年龄 > 45 岁。冠状动脉造影无绝对禁忌证，但严重肝肾功能障碍、严重心功能不全、凝血障碍、发热和患有感染性疾病者，不宜做冠状动脉造影。

冠脉造影做完后，如何判断到底是不是冠心病？冠脉造影做完后，一般医生会给一张光盘，并告诉病人是否有冠心病。对病人而言，这个时候是最紧张的时刻，因为关系着今后的生活状况。基于此，如果对病人轻易下冠心病的诊断，不但会给病人造成精神思想负担，也会给家属带来心理负担。但如果诊断条件过严，则可能漏掉真正的冠心病病人，耽搁病人的诊断和治疗。冠心病的诊断条件包括：

- 有典型的心绞痛发作或心肌缺血的症状。

- 心电图有明显的心肌缺血表现或心电图运动试验阳性。如病人仅仅有心电图改变，而无心绞痛者可诊断为无症状性心肌缺血。

- 冠状动脉造影是诊断冠心病的"金标准"；如冠状动脉狭窄病变 ≥ 50%，临床可诊断为冠心病；如冠状动脉狭窄病变 < 50%，则临床诊断为冠状动脉粥样硬化症。

7. 容易与冠心病混淆的其他几种胸痛疾病

胸痛不能一概而论都是冠心病，也需要与其他疾病进行鉴别。门诊经常

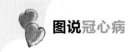

遇到胸痛的患者就诊，怀疑自己是不是心绞痛。胸痛可能是心绞痛，也可能是杞人忧天，比如，医学上的神经官能症，就与心脏无关。

临床上并不是所有的胸痛都是心绞痛或与心脏相关，很多没有心脏病的也会有前胸不适感，呈一过性疼痛或呈持续性隐痛，如发作几秒钟或持续数小时甚至一天、数天等，并且与活动无关，甚至活动后胸痛还可缓解，且常在诱发因素消失后发生，如白天活动较多时并无任何明显不适，而到晚间休息时感觉到胸背不适，这种疼痛常常与心脏无关，可能与神经、肌肉劳损或者神经官能症（也称心脏神经症）有关。另外，肺炎、肋间神经炎、肋软骨炎、胃炎、食管炎及带状疱疹也都会引起胸部疼痛等不适感，应当注意鉴别诊断。下面几点是鉴别的要点：

- 如果胸痛伴有吞咽困难，大多提示患有食管疾病，如反流性食管炎等。
- 如果胸痛伴有咳嗽、咳痰、发热，一般多见于气管，支气管或肺部的疾病。
- 如果胸痛因咳嗽或者呼吸加剧，表明病变在胸膜、心包或纵隔。
- 如果胸痛伴有呼吸困难，常提示病变范围较大，可以是大叶性肺炎、自发性气胸、渗出性胸膜炎或肺栓塞等。
- 如果胸痛伴有咯血，主要见于肺栓塞、支气管肺癌或支气管扩张等。
- 如果胸痛按肋间隙有规律地分布，则应注意除外肋间神经痛或带状疱疹。
- 根据典型的心绞痛的发作特点和体征，舌下含服硝酸甘油 1～2 分钟内可缓解，结合年龄和存在冠心病易患因素，除外其他原因所致的胸痛，一般即可诊断。

长时间的胸痛就不是心绞痛了，很可能是心肌梗死。但是也可能是其他的疾病，需要到医院就诊，通过检查进行甄别。临床上有三种致命性胸痛需要鉴别：

- 急性心肌梗死：剧烈胸痛，濒死感，伴大汗淋漓，持续 15 分钟以上不缓解，心电图和血清心肌标志物升高可明确诊断。
- 主动脉夹层：突发剧烈胸部或后背部撕裂样疼痛，持续且不可耐受，双上肢或上下肢血压不一致，主动脉 CTA 可明确诊断。
- 肺栓塞：常伴有胸痛、咯血、呼吸困难，肺动脉 CTA 可明确诊断。

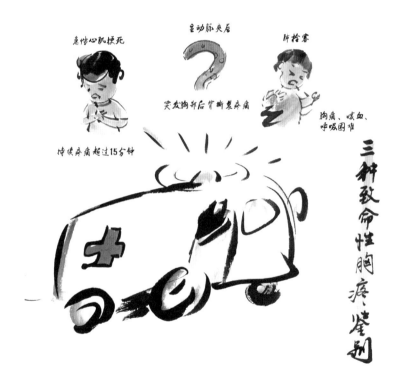

日常生活中，经常被忽略的一种胸痛，就是心脏神经官能症。那么，什么是心脏神经官能症？首先，了解一下心脏神经官能症的概念。在心血管科门诊，经常遇到一些青、中年人，特别是一些女性，忧心忡忡地向医生述说："我最近经常感到心慌、呼吸困难、心前区疼痛，去过好多家医院，做了许多心脏方面的检查，都没有发现心脏问题，这是怎么回事？"要想解除

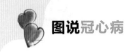

这种顾虑，首先要知道什么是心脏神经官能症。心脏神经官能症是一种以心血管症状为主要表现的功能性心脏病。功能性就是说心脏本身无器质性病变，主要是心脏的神经功能发生了一些紊乱。因此，严格意义上讲，它并不属于心脏病。

心脏神经官能症都有哪些表现？在门诊咨询的心脏神经官能症患者，与性别有关，多见于中青年女性。临床表现主要是心慌、呼吸困难、心前区疼痛等。心慌是因为交感神经兴奋引起的一过性、暂时性心动过速。呼吸困难经常是叹息性的，病人总喜欢长吸一口气，然后再长叹一口气，总觉得长叹一口气比较舒服。经常叹息可引起体内二氧化碳减少，甚至出现呼吸性碱中毒，导致四肢发麻、头晕等症状。神经官能症心前区疼痛的特点是不论什么时候，也不管是活动还是安静状态下，都可能发生持续较长时间的疼痛，有时可持续几个小时，疼的程度不太剧烈，含服硝酸甘油疼痛不缓解。此外还有各种其他神经官能症症状如：情绪易激动、多汗、失眠等。

心脏神经官能症能治吗？这种病，顾名思义，就是与精神有关，所以必须从精神方面进行入手。首先要对心血管疾病有一个比较正确的理解，避免精神过度紧张。当医生通过各种检查证明心脏没有器质性疾病后，要相信医生的解释，放下思想包袱，解除思想上的负担是本病最好的治疗方法。其次，进行规律的体育锻炼是治疗本病的必要措施。通过体育锻炼，能增强身体素质，能胜任工作或体力活动而不感疲劳，因此可增加患者的自信心，确信心脏无器质性病变。药物治疗不是必需的，如需使用，最好服用一些对症的药物，比如，如果心慌可服用降心率的药物，如果睡眠不好可服用助眠安神的药物辅助治疗。

8. 冠心病距离心衰有多远

得了冠心病，不能放任不管，否则长期的冠心病任其发展，最后就是越来越重，发展到的终末期就是心衰。所以冠心病距离心衰说近也不近，说远也不远，关键是不能纵容冠心病的放任自流。

心衰不仅影响患者的生活质量，还严重威胁着患者的生命。如下有两种方法可以判断有没有发展到心衰：

- 纽约心功能分级。根据对日常体力活动的耐受程度将心功能分为四级，分级越高说明心衰越严重。Ⅰ级：能随便活动，可进行所有的体力活动；Ⅱ级：大活动时才出现胸闷憋气；Ⅲ级：小活动即可出现心衰症状；Ⅳ级：休息时也犯病。
- 6分钟步行试验。用于评估患者的运动耐力：6分钟步行距离 < 150米为重度心衰，150 ~ 450米为中度心衰，> 450米为轻度心衰。

上述这两种评估方法简单易行，一方面可以评估患者病情的严重程度，另一方面还可以评估患者的治疗效果。如果患者在家通过上述方法进行自测时发现相关指标变化较大时，预示着心衰可能加重或恶化，这个时候应及时寻求就医，避免心血管事件发生。

第三章

远离冠心病
从不容轻视的
高血压谈起

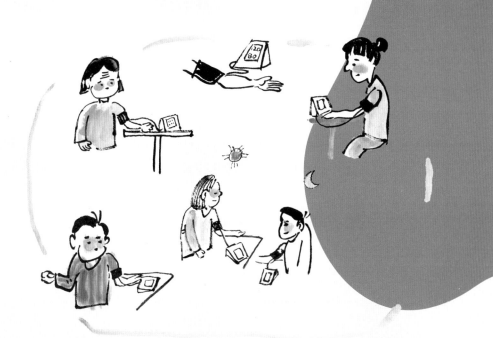

测量血压注意事项

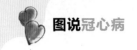

控制冠心病的关键在于预防。做到不治已病治未病，预防大于治疗。我们不能等到生病了或者病入膏肓了再去医院，而是要将疾病扼杀在萌芽当中。预防冠心病是指针对未患冠心病的人，通过公共保健预防引发冠心病的各种危险因素。预防冠心病需要从小抓起，只有从青少年期就开始预防冠心病的危险因素，才能减少成人期冠心病患病人数。因由不良生活方式使冠状动脉粥样硬化发展成为冠心病，至少需要 5～10 年，一旦发生冠心病后再治疗只能取得事倍功半的效果。

目前公认的冠心病的危险因素包括：男性、40 岁以上的中老年人、有冠心病家族史、吸烟史（吸烟 ≥ 10 支 / 日）、高血压、高血糖、高血脂、重度肥胖（超重 ≥ 30%）、有明确的脑血管或周围血管阻塞的既往史。其中，高血压、高血糖、高胆固醇、吸烟被认为是冠心病最主要的 4 个危险因素。除性别、年龄和家族史外，其他危险因素都可以预防和治疗。

预防工作的主要手段是大搞科普宣传，通过多种方式把冠心病的预防保健知识交给群众，使他们清楚地认识到，冠心病病变始于青少年，动脉粥样硬化病变的形成是一个漫长的过程，因此，必须从小养成良好的生活习惯、健康的生活方式。膳食结构要合理，避免摄入过多的脂肪和大量的甜食，加强体育锻炼，预防肥胖、高脂血症、高血压和糖尿病的发生。超重和肥胖者更要积极控制好血压、血糖和血脂。要大力宣传戒烟活动，特别是要阻止青少年成为新一代烟民。

只要我们从现在做起，人人强化自我保护意识，培养健康的生活方式，就能够控制危害人类健康的第一杀手，拥有一颗健康的心脏。为了永远不与冠心病相遇，让自己的人生避免冠心病病魔的困扰和折磨，我们需要知己知彼，对数目繁多的高危因素有所了解。远离冠心病，我们首先从不容轻视的高血压谈起。

1. 远离冠心病

预防冠心病的内容包括对全人群的卫生宣教和具体指导实施，必要时对高危人群采取适当的措施。具体有：

· 控制高血压。

· 积极治疗糖尿病。

· 合理饮食结构及热量摄入，避免超重。

· 防治高脂血症，降低血脂水平。

· 戒烟。

· 避免长期精神紧张，过分激动。

· 积极参加体育锻炼。

由此可知，冠心病的预防应从青少年开始。老生常谈的一句话："冰冻三尺非一日之寒"，长城不是一天建成的，世界上任何事情都需要一个过程，冠心病也不例外。

冠状动脉粥样硬化可从青少年开始，10～20岁年龄段的人发生率可达13.3%。40岁以上冠状动脉粥样硬化发生率明显增加，可以说，几乎所有的人，都会产生不同程度的动脉粥样硬化，只不过是有人还没有发展到足以表现出临床症状而已。因此对冠心病的预防应从青少年时期开始，只有无病早防，才能减少冠心病的发病率。

不仅关注青少年的预防，同时也应该把关注点投向中老年人，尤其是中老年人的猝死。光阴似箭，日月如梭，中老年人身上不仅增加了阅历和经验，同时也增加了疾病，特别是冠心病。所以关注中老年人的身心健康，尤其冠心病，显得尤为重要。

绝大多数猝死为心源性猝死，而心源性猝死的主要原因是冠心病引起的心室颤动。预防中老年人猝死，最重要的是进行医学知识的普及教育。中老年人要避免过度劳累、激动、暴饮暴食、短时间内大量吸烟、过度受寒等猝死诱发因素。还要注意消除恐惧心理，严重的精神恐惧也可成为猝死的重要原因。

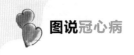

所以，人的一生，从小到老，都伴随着冠心病的预防，不仅要从青少年预防开始，更要预防中老年人的心肌梗死。

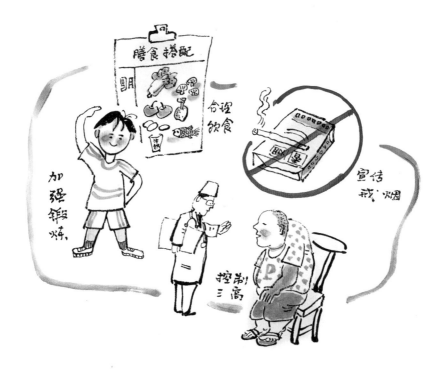

2. 不能轻视的高血压

远离冠心病，必须从青少年开始预防，首先就是预防高血压。血压是什么？血压，顾名思义就是血液对血管壁产生的压力。血压的产生是心脏收缩和舒张的结果，当心脏收缩时，就会把血液泵出去，在动脉血管壁上形成的压力就是"收缩压"。健康的动脉血管都有很好的弹性，在心脏舒张的时候，血管就会弹性回缩，回弹产生的压力就是"舒张压"。

血压怕低，更怕高，高了轻则引起头晕，重则出现脑溢血。

根据国家心血管病中心牵头制定的《中国高血压健康管理规范（2019）》。高血压的诊断标准如下：

- 诊室血压：在未服用降压药物的情况下，非同日 3 次测量收缩压≥ 140mmHg 和 / 或舒张压≥ 90mmHg，可诊断为高血压。如目前正在服用降压药物，血压虽 < 140/90mmHg，仍诊断为高血压。

- 动态血压监测：24h 平均血压 ≥ 130/80mmHg，或白天血压≥ 135/85mmHg，或夜间血压≥ 120/70mmHg，可诊断为高血压。

- 家庭自测血压：连续监测 5~7d 平均血压≥ 135/85mmHg，可诊断为高血压。

- 隐匿性高血压和白大衣高血压：需注意隐匿性高血压和白大衣高血压。隐匿性高血压主要表现为诊室血压 < 140/90mmHg，动态血压监测或家庭自测血压提示高血压。白大衣高血压表现为反复出现诊室血压升高，而动态血压监测或家庭自测血压正常。

约 90% 的高血压属于原发性高血压，病因不明。5% ~ 10% 的高血压属于继发性高血压，是由内分泌、肾脏或血管等已知病因引起的。

虽然很多高血压是没有原因可查的，但并不是没有一点蛛丝马迹。有一些因素，与高血压的形成有一定的关联，这些因素包括：

- 遗传因素：约一半的高血压患者有高血压病家族史。高血压是可以遗传的，家族中有高血压史的要多留意自己的血压情况，注意控制自身的血压。

- 饮食习惯：生活中不良的饮食习惯，是引起血压高的常见原因。口味偏重、过多摄入食盐、辛辣，会直接引起血压升高；饮食过于油腻，会导致血脂升高，进而引发高血压、动脉粥样硬化等心血管疾病。

- 体重：肥胖的人，平常饮食一般都比较油腻，会引起血脂升高，继而

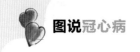

导致高血压。同时体内脂肪过多也会压迫血管，血管受压后，血流阻力增大，心脏需要加大动力才能达到原来的血流量，心脏动力加大，血管压力也随之加大，也就容易引发高血压。

· 年龄：随着年龄增大，身体各项机能都会衰老，血管也不例外，一些淤积在血管里的杂质随着心肺能力的降低而沉积，使血管腔变窄，血液通过受阻，就会使血压升高。所以高血压高发于老年人。老年人血管弹性变低，机体新陈代谢降低等，都会引发血压升高。

· 睡觉打鼾：打鼾是睡眠中上呼吸道气流通过时冲击呼吸道引起震动而产生的声音，尤其是老年人、肥胖或上呼吸道感染者，鼻腔阻塞引起打鼾更为常见。鼾声响度在 60 分贝以下，往往属于正常现象。当鼾声响度超过 60 分贝以上，会影响同房间人休息或导致他人烦恼。鼾声较轻者不会引起明显的缺氧症状；鼾声较重者响度可达 80 分贝以上，并可伴有不同程度的缺氧症状。缺氧可引起交感神经兴奋，直接使血管收缩，导致血压升高。同时长期反复的短暂缺氧会刺激内分泌系统，释放一些收缩血管的活性物质，如血管紧张素，对血管壁不断刺激，引起血压升高。如果再加上夜间反复发生呼吸暂停，屡次从睡眠中憋醒，整个睡眠就支离破碎，睡眠结构严重紊乱，形成多个睡眠片断，总的有效睡眠时间减少，睡眠质量下降，也导致血压升高。睡眠呼吸暂停多见于肥胖的人，另外，遗传因素也起一定作用。

· 精神压力大：如今社会生活压力大，如果长时间得不到好的缓解，就会使血压升高，通常以舒张压升高为主。所以要注意释放压力，保持好的情绪。

· 吸烟：吸烟可使血压升高，心跳加快，吸一支烟可使血压上升25mmHg。尼古丁作用于血管运动中枢，还会使肾上腺素分泌增加，引起小动脉收缩。长期大量吸烟，可使小动脉持续收缩，久而久之动脉壁变硬，管腔狭窄，形成持久性高血压。

· 喝酒：经常喝酒的人是高血压的高危人群。酒精会刺激伤害血管，引发动脉硬化和高血压，威胁人们的健康。所以要尽量少饮酒，并注意检测自身的血压情况。

· 孕妇：孕妇是特殊人群，因为要提供两个人的血液，所以孕妇会常常伴有高血压的症状，这对分娩来说是不利的，所以怀孕期间要注意饮食平衡，监测血压。

· 脾气暴躁：人的情绪是可以直接影响血压的，如果长时间情绪不好，会导致血压一直处于较高的水平，久而久之就会引发高血压。所以要学会控制情绪，释放压力。

血压正常与否直接影响着人体的健康，平时应戒烟限酒、饮食均衡、少盐少辣、少食用油腻食物、学会控制自身的情绪，避免因为血压升高引发一系列心血管疾病。还应多监测自身的血压情况，做到早发现，早诊断，早治疗。

3. 谈谈为什么没有症状的高血压更可怕

日常生活中，高血压没有控制好，身体会有一些特殊的表现，需要我们保持警惕。这些日常表现包括：

· 头晕。头晕是高血压最常见的症状，一天当中，高血压引起的头晕也有时间规律可循。高血压有两个峰值，分别是早上 6 ~ 10 点和下午的 16 ~ 18 点，在这两个时间段内，血压会升高，因此在这期间发生头晕的概率也会大大增加，高血压患者在这两个时间段内要特别注意。为什么血压高会经常觉得头晕？这是因为血压的波动或升高都可能影响脑部的供血，脑部一旦供血不足，就容易发生头晕。除高血压外，脑动脉硬化、颈椎病也可能诱发头晕，不管是哪一种，都需要引起重视，必要时需向医生咨询进行鉴别。

· 头痛。经常出现头痛，脑袋像要炸开，是血压升高的典型症状。高血

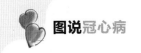

压的头痛常是持续性钝痛或者是搏动性胀痛。因为血压高的话，可能导致血管异常扩张，动脉壁的痛觉感受器受刺激就会出现头痛，同时还可能伴随着恶心、呕吐的情况。

· 无缘无故流鼻血。如果在没有抠鼻孔、空气也很湿润等的情况下，高血压患者无缘无故流鼻血，应及时去看医生。

· 睡觉手麻。高血压患者睡觉常会觉得手麻，感到手脚无处可放。这可能是因为血压太高，导致血管痉挛，再加上血液黏稠度增高，夜里睡觉时血流变得缓慢，从而导致一过性的脑缺血，出现手麻症状。

高血压病人大部分有上述四种表现，但是也有一些高血压患者却没有任何症状。没有症状的高血压又称适应性高血压，这类患者的血压通常呈阶梯状缓慢上升，由轻度到中度再到重度逐渐升高，过程比较漫长，患者逐渐适应了这个过程，即使血压很高，也可能没有任何症状和不适。这类患者平时虽然感觉和健康人一样，但凶险其实已潜藏在身体里了。

如果没有高血压的上述四种症状，这样的高血压，反而最可怕！能看见的危险还好预防，就怕看不见的飞来横祸，让人毫无防备。如果能感觉到血压高了、不舒服了，这是身体在自我保护。但有一些人偏偏没有感觉，反而最危险，这是为什么呢？

这是因为如果血压高了却感觉不到，那么就会任由高血压损伤各个器官。同时，患者即使在血压很高的情况下，因为没有症状，便自认为没病，所以也不愿接受降压治疗，以致身边就像有一颗"炸弹"，随时都可能爆炸，最常见的后果就是突发脑出血、急性心力衰竭或急性心肌梗死等可致猝死的疾病。因此，没有症状的高血压称得上是"用软刀子杀人"的隐形杀手。

4. 为什么在家测量的血压更准确

得了高血压的人们都很紧张，三天两头测血压看医生，问医生怎么测量或者这样的血压值准不准等。要回答上述问题，就首先要了解血压目标值的管理。高血压患者的降压目标：一般高血压患者，血压降至 140/90mmHg 以下，合并糖尿病、冠心病、心力衰竭、慢性肾脏疾病伴有蛋白尿的患者，如能耐受，应降至 130/80mmHg 以下；年龄在 65 ~ 79 岁的患者血压降至 150/90mmHg 以下，如能耐受，可进一步降至 140/90mmHg 以下；80 岁及以上患者降至 150/90mmHg 以下。(《国家基层高血压防治管理指南 2020 版》)。更严格的血压控制将给患者带来更多益处。研究表明，强化降压目标与传统降压目标相比，可使患者全因死亡率降低 30%，心血管事件风险降低 25%。

　得了高血压，究竟是在家测量，还是在医院测量更好呢？这个问题估计是所有高血压患者的共同问题。通常答案是：血压在家测量更精确。在医院出诊，患者经常要求测血压，以此断定是否有高血压，或者高血压是否控制良好，实际上在安静的家中测量血压更准确，这是为什么呢？就目前血压测量情况来看，一般认为诊室血压高于 24 小时动态血压和家庭自测血压，尤其在高血压患者中更为明显。推荐在医院、诊所等之外的环境中测量血压，比如在家测量不失为一种实用有效的方法，可以避免"白大衣高血压"现象的出现。

　如果在家测量更准确，在家如何正确测量血压就显得尤为重要。在家中测量血压，没有医生指导，很多患者不放心，认为自己测的不准确，究竟怎么正确测量血压呢？血压指血液在血管内流动时对血管壁的侧压力。当心脏收缩时血液被射入主动脉，动脉压力达到最高值为收缩压。当心脏舒张时血液向心脏方向回流，动脉因弹性而恢复原状，动脉压力降至最低值为舒张压。收缩压与舒张压之差为脉压。电子血压计的优点是快捷、方便、直观，但是准确度较水银式血压计差一些，建议每一次测量时，重复三次，取其平均值，以获得较为准确的测量结果。

　下面简单介绍一下两种血压计的正确使用方法：

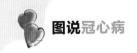

水银式血压计操作方法：

- 测量前要检查血压计是否正常，如水银有无漏出、加压气球及橡胶管有无老化、漏气等，水银柱平面是否在"0"位。
- 被测量者取卧位或坐位，露出一侧手臂，伸直肘部，手掌向上，手臂与心脏位于同一水平面上。
- 血压计置于适当位置，并使血压计"0"位与手臂、心脏同一水平。
- 驱尽压脉带内空气，平整无折缠于上臂中部，使其下缘距肘部2～3cm。压脉带松紧要适宜，以可容1指插入为宜。
- 打开血压计开关。测试者戴听诊器，一手将听诊器膜面置于病人肘弯肱动脉处，紧贴皮肤，不加压力。另一手持加压气球将气门活塞按顺时针方向旋紧关闭，充气使水银柱上升至肱动脉搏动音消失后再加20～30mmHg。
- 测量者保持眼睛与水银柱平行，将加压气球活塞往逆时针方向松开并缓慢放气，以水银柱每秒下降2～4mmHg为宜。注视水银柱所指刻度，当听到清晰跳动的第一声时水银柱所指刻度即为收缩压。继续放气至声音消失或突然变弱时水银柱所指刻度为舒张压。
- 测量完毕，解下压脉带，充分放气，将压脉带折好放回血压计盒中。待水银完全归于水银槽中后关闭开关，盖上盒盖。

电子血压计操作方法：

- 放松身体，尽量选安静环境准备测量，手心向上，将袖带卷绑在肘关节上侧1～2cm处，以插入一个手指为宜。
- 按下开始键，机器将自动加压，并逐步呈现数值。保持安静，放松身体，测量过程中不要说话，不要移动身体。
- 等待测量结束后，显示屏上将显示此次测量的数值。
- 按下停止按键，关闭仪器。

水银血压计 操作方法

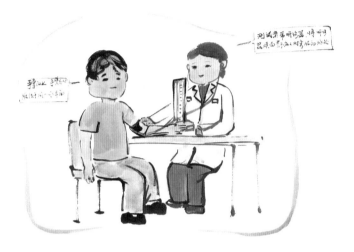

测量血压注意事项

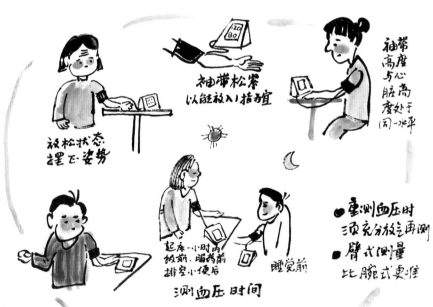

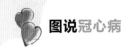

5. 为什么有些高血压患者血压波动很大

在家测量血压，虽然掌握了上述测量方法，但是血压忽高忽低，经常出现波动。在医院门诊诊室内，经常遇到就诊的高血压患者说："根据血压变化，反复调整降压药物，仍旧不理想，为什么我的血压波动很大？"这个问题，可能主要是下列的 6 种原因引起：

· 人的血压本来就处在不断变化当中。人的血压受多种内外因素调控，血压不断变化是为了适应人的内外环境。一般来说，每天早上的血压最高，这是因为大脑要把沉睡的身体从睡眠中唤醒来开始一天的工作，所以血压会相应升高。相应的，睡眠时候的血压是一天之中最低的。

季节和环境温度的变化也会使血压波动，冬天血压一般比夏天血压高，这是因为温度引起的血管收缩与舒张所导致的，温度升高会引起血管扩张、血压降低，温度降低会引起血管收缩、血压升高。老年人血压往往会逐渐升高，且表现为收缩压升高，脉压差增大的趋势，这是由于随着年龄的增长，血管弹性功能下降、血管硬化所引起的。

· 白大衣高血压。白大衣高血压是指有些患者在诊室测量血压时血压升高，但在家中自测血压或 24 小时动态血压监测时血压正常。这可能是由于患者见到穿白大衣的医生后精神紧张，血液中出现过多儿茶酚胺，使心跳加快，同时也使外周血管收缩，阻力增加，产生所谓"白大衣效应"，从而导致血压上升。

· 测血压前需要做一些准备工作。测量血压前不要喝刺激性饮料（如咖啡、可乐、酒等），不要憋尿，保持合适的着装，测量血压前避免运动，放松心情也十分必要。测血压的环境应该温度适宜，没有明显的噪声，灯光合适。

· 降压药起效需要时间。有些降压药吃了三天血压仍控制不好，可能是因为药物还没有完全起效。这个时候如果心急增加药量就会导致低血压的发生。

· 与其他药物同时服用也会对血压产生影响。治疗前列腺增生的 α 受体阻滞剂、治疗偏头痛的麦角新碱、治疗肺动脉高压或治疗勃起功能障碍的西地那非、治疗心绞痛的硝酸酯类等，都会对血压产生显著的影响。所以，用药之前应详细和医生沟通目前的用药情况。

· 人左右上肢的血压不同。右利手的右上肢血压往往高于左上肢，左利手的血压则左上肢往往高于右上肢。通常血压应以较高的一侧为准，以后测血压也都应以同一侧为准。

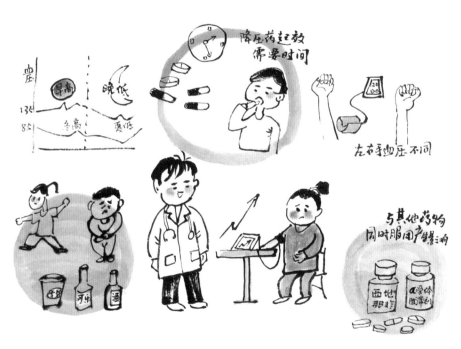

为何有些高血压患者血压波动很大

除了上述的六个原因之外，在测量血压时还要掌握正确的测量方法。不管用水银血压计还是电子血压计，除了正确使用血压计之外，还要特别留心

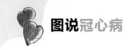

以下七个注意事项：

- 测量血压时要摆正姿势，保持精神和肌肉处于放松状态，测量时不要说话，更不要运动。测量血压要在病人安静休息时测量，若病人运动、情绪波动、吸烟等，则要休息 30min 后再测量。
- 袖带松紧程度以能放入 1 指为宜，太松时测得血压偏高，太紧时测得血压偏低。
- 袖带的高度应该和心脏的高度处于同一水平，测量时裸露手臂，如果穿有较厚的上衣，测量时不要卷长袖，应将上衣脱去，仅穿贴身薄衣进行测量。
- 当血压听不清需重测时，须充分放气后再测。
- 偏瘫病人应测健肢。
- 测血压的时间：正常情况下，人一天当中有两个血压高峰，一个是在早上 6 点~8 点，一个是在下午 6 点~8 点，在高峰时间段测量的血压比较能反映血压的情况，最准确的测量时间应该在早晨起床后。早晨测量定在起床后 1 个小时内、排空小便后、进早餐和服降压药前，晚上测量应在睡觉前。
- 电子血压计有臂式、腕式之分，一般臂式测量结果比腕式更准，误差更小。

有些高血压患者血压波动很大，有的患者反反复复地测量，那么究竟多久测量一次血压比较好？什么事都有一个度，过激和过缓都不宜采取，过激就会给人神经质的感觉，过缓就可能贻误最佳时机，高血压测量也是如此，究竟多久测一次血压最科学呢？对有高血压家族史的人，从青少年起就应该定期测量血压。因为高血压是"无形的杀手"，很多人血压高并没有明显的症状。不同的人测量血压的频率如下所示：

- 健康的成年人建议至少每个季度测量一次血压。
- 糖尿病及血脂异常的患者，最好每个月测量 1~2 次血压。

· 肥胖、长期过量饮酒、吸烟、吃饭口味偏咸、有高血压家族史的人等这些高血压易感人群，至少应每周测量一次血压。

· 经确诊的高血压患者，应坚持定期测量血压。血压控制稳定者，应每周测 1 天～2 天，每天早晚各测一次。血压未得到控制、波动大，或服药不规律，应每天早晚各测一次，并进行记录，以便了解血压的规律。

6. 不吃药能治疗高血压吗

得了高血压，第一要考虑就是怎么治疗，可能大部分人都要去医院看医生，要服用药物进行治疗；也有一部分病人认为服用药物有副作用，不想服用一辈子药物，希望通过锻炼身体等方法来达到降血压的效果。究竟什么样的高血压可选非药物治疗呢？

对于 1 级高血压，所谓的轻症高血压被证明完全可通过健康管理非药物治疗的措施就能够有效降低血压。对于 2 级及以上重症高血压，药物干预结合健康管理更加有效。高血压的非药物治疗主要有下述九种方法：

· 控制体重。应将体重指数（BMI）控制在 $25kg/m^2$ 以下。超重会给机体带来许多副作用。胖人患高血压的机率是体重正常者的 2～6 倍，而降低体重可使血压正常化。超重者应努力减肥，这是降压的最佳方法。有研究认为，肥胖是高血压的主要致病因素，80% 的高血压患者通过减肥，可使血压下降。同时还有研究表明，无论是高血压患者还是血压正常的肥胖者，减轻体重均可使血压下降，心率减慢，而且还可减少用药剂量。

· 适当运动。循序渐进、适度、规律的运动可降低收缩压 4～9mmHg。积极参加体育锻炼，放松紧张情绪，对稳定血压有很大的好处。每天至少运动 3 次，每次 20 分钟的适度运动，能改善血压情况。中老年人进行太极拳锻炼，并注意心静、体松、气和，持之以恒，有助

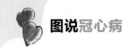

于高血压康复。因此，高血压患者应有规律地参加一些力所能及的体育运动，如散步、慢跑、打太极拳等，但应避免参加剧烈性质的运动。

运动形式：提倡有氧运动。运动时间：高血压患者适宜傍晚运动而非早晨，因为晨间血压波动，早晨运动可使血压急剧升高，引发心脑血管事件。

· 限制食盐摄入。食盐摄入过多是我国高血压发病的主要危险因素，且我国高血压患者多为盐敏感性高血压。低盐饮食可降低收缩压 $2\sim8$ mmHg。那么，食盐的摄入是如何影响血压的呢？高血压患者又该如何限盐呢？

高钠饮食是导致高血压的重要诱因。人体摄入过多的钠，可造成水与钠潴留，进而使血压增高。目前我国人群的平均摄盐量在 $7\sim20$ 克，而世界卫生组织建议成人每天摄盐量应控制在 5 克以下。高钠饮食已经是我国高血压患者发病的主要危险因素之一。以下方法有助于高血压患者减少食盐摄入：

首先，尽量少食、不食咸菜。咸菜的含盐量很高，比如，20 克腌芥菜头含盐 4 克，75 克的咸鸭蛋含盐 5 克，随便吃几口，就把将近一天的盐吃完了。

其次，炒菜晚放盐。炒菜放盐早了，盐就进入到食材的内部去了，吃菜时不容易尝到咸味，容易多放盐。等到起锅时甚至出锅后再放盐，盐就在菜品的表面，吃菜时一下就尝到咸味了。

第三，做菜时可以借助醋、胡椒粉等调味料来减少盐的应用，比如醋拌、胡辣味等。

第四，注意隐形盐。生活中含钠的食品有许多，如平时吃的味精和酱油里都含有盐，我们把这部分盐称为"隐形盐"，每人每日 5 克食盐的量，应该把这部分"隐形钠盐"也计算在内。

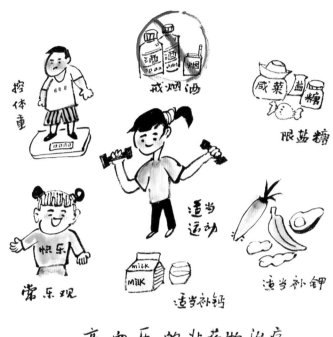

高血压的非药物治疗

· 高血压患者除了限盐，还要限制糖。《中国居民膳食指南（2022）》建议，每天摄入的游离糖（指的是食品中人为添加的单糖，双糖，以及天然存在于蜂蜜、糖浆、果汁、浓缩果汁中的糖，但不包括新鲜的水果中天然存在的糖、奶类中的乳糖、薯类中的淀粉）不超过50克，最好控制在25克以下。

人摄入含糖量过多的食物，会出现血糖浓度升高。尽管这种升高是暂时性的，但如果长期反复出现，就会引起血糖持续升高，经肝脏转化为脂类物质。这就促使血管壁的脂质沉积，造成血管损伤以及硬化程度加重。这不仅会导致血管外周阻力增加，引起高血压，还会阻碍药物作用，让高血压难以得到有效治疗。所以，高血压患者还要注意控制糖的摄入。

· 低脂、低热量饮食。摄入过多的高热量饮食会导致过剩的热量在体内

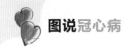

堆积，给机体造成负担，导致糖尿病和痛风、肥胖、高血压等疾病，所以控制热量的过量摄入，选择低热量的饮食是有必要的。

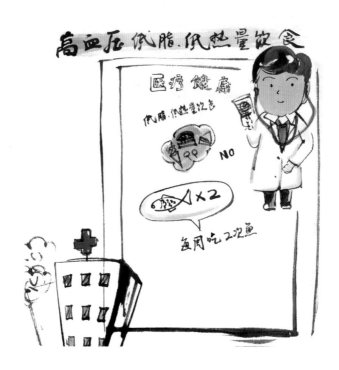

· 适当补钾。钾的摄入不足，以及钾钠摄入比值较低，同样是我国高血压发病的危险因素。钾元素可帮助人体抵抗盐中钠元素所造成的血压升高和血管损伤。因此，建议每日钾摄入量为 3.5 ~ 4.7 克，主要措施包括多吃富含钾的食物，如苋菜、花生等；肾功能良好者可选择低钠富钾替代盐，不建议服用钾补充剂；肾功能不全者，补钾前需咨询医生。

· 戒烟限酒。吸烟使心脏病的危险增加 2 倍 ~ 4 倍，同时上文中已提到吸烟可刺激神经释放儿茶酚胺类物质，使小动脉收缩，引起血压升高，因此吸烟者应尽早戒烟。饮酒也可使儿茶酚胺类物质升高，使心率增快，血压升高。同时饮酒也影响药物治疗，使血压不易得到控制，因此，高血压患者应限制饮酒，限酒可降低收缩压 2 ~ 4mmHg，喝不同种类的酒每日限量不同。

· 适当补钙。高血压患者普遍显示钙的摄入量较少，适量补钙或增加硬水（是指含有较多可溶性钙镁化合物的水）和牛奶的饮用量，可使血压不同程度地降低。

· 保持情绪乐观。现代医学研究证明，一切忧愁、悲伤、焦虑、烦躁等不良刺激，可使血液中儿茶酚胺类等血管活性物质分泌增多，血压升高。因此，高血压患者要注意控制情绪，排除杂念，保持心情舒畅和心理平衡，这些都有利于维持高级神经中枢的正常功能，对降低血压有益。

7. 什么样的高血压患者需要药物治疗

"医生，我经常健身，还跑全马呢，就不用服用药物治疗高血压了吧。"作为医生，经常听到一些高血压患者这样说。实际上，健身只能对增加身体抵抗力有作用，对于慢性病不能起到治疗的作用，换句话说，体育锻炼不能代替药物治疗。尤其对一些重症高血压，药物治疗是必不可少的。究竟哪些高血压患者需要药物治疗呢？

目前，医学公认的是如下标准：对所有高血压患者进行动脉粥样硬化性心血管疾病风险评估，若患者高血压为 1 级，且已有临床心血管疾病如心脏病发作或卒中，或者 10 年动脉粥样硬化性心血管疾病风险 ≥ 10%，则在非药物治疗基础上，给予降压药物治疗。

下面结合临床，再谈谈高血压药物治疗的常见误区。在高血压患者应用药物治疗的时候，就会遇到这样或者那样的问题，存在这样或者那样的误区。例如"今天血压不高，就不吃药了。"需要服用药物治疗的高血压患者，经常出现类似不按时服用药物的情况。这里有几个需要注意的误区：

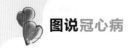
- 不愿意服药：宁愿用保健品、降压帽、降压鞋、降压手表等。
- 不难受不服药：没有症状不吃药，血压正常就停药。
- 不按医嘱服药：按广告服药，道听途说要求开新药、贵药。
- 不按时服药：用药不规律会使血压波动大，易诱发心脑血管意外。
- 服药后为所欲为：以为吃了降压药，就能大酒大肉，不注意健康生活。

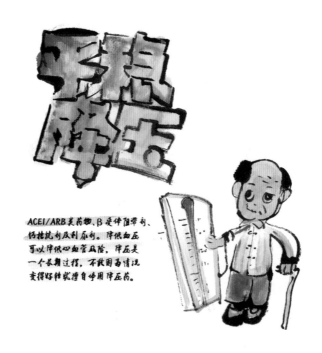

ACEI/ARB类药物、β受体阻滞剂、钙拮抗剂及利尿剂。降低血压可以降低心血管风险，降压是一个长期过程，不能因为情况变得好转就擅自停用降压药。

8. 为什么高血压患者要避免生气

  医生对高血压患者除了叮嘱改善饮食、按时服药之外，往往还会提醒一定要保持心态平和，不要动不动就急躁、生气。这是因为人的心血管系统在长期的高血压损伤下，已经丧失了健康血管所具有的弹性和韧性，血管的形态结构变得僵硬、脆弱，功能也发生了退化。而人体在情绪激动的情况下，会大量分泌激素，刺激全身神经、肌肉紧张，血管收缩，心脏加速跳动，导致血压进一步显著升高。这对于高血压患者是非常危险的情况，极有可能造成脑出血、心梗等危重症状的急性发作。

此外，人在生气、急躁等亢奋状态下，会脱离正常的思维模式，而事后头脑里往往会感觉一片空白。这就很可能打乱患者常规的生活节奏，致使忘记按时吃药。由此可见，高血压患者一定不要生气，以免雪上加霜，导致病情更加严重。

保持心态平和，对于高血压患者改善健康状况，非常重要。以下方法有助于舒缓心情：

- 日常工作安排不要过于紧密，要懂得做出取舍，给自己留出一定的私人时间。
- 静坐一个小时左右，就应该起身做一些简单的放松运动。
- 每天抽半个小时，到户外去慢跑、散步、做操、打太极，这不仅有利于促进新陈代谢，还能达到愉悦心情的效果。
- 确保充足的睡眠，缺乏睡眠、过于疲劳往往会影响人的精神状态，容易引发急躁、焦虑等不良情绪。
- 避免观看场面刺激、情节惊悚的警匪片、恐怖片；最好远离棋牌室，避免在"战斗时"过于激动而发生意外。

总之，高血压患者一定要改掉坏脾气，日常确保适当的运动、充足的睡眠，从而更好的达到心态平和，有利于改善健康状况。

9. 高血压患者为什么要避免便秘

高血压患者一旦发生便秘就可能会比较危险，这是因为高血压患者排便时需要更加用力，这种情况下有可能会导致血压升高，而血压突然升高就会导致一些严重的问题，造成心脑血管疾病急性发作。

便秘的发生和高血压患者的很多因素相关。首先与年龄相关，因为年龄

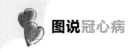

大了以后，胃肠道的功能整体下降，而这种情况通常会导致便秘。还有就是降压药物副作用、饮食过于精细，粗粮和膳食纤维摄入过少、活动量太少、喝水过少、久坐等不良生活习惯也会导致便秘。那如果高血压患者已经有便秘的情况应该如何处理呢？建议采取以下几种措施：

- 降压药物引起的便秘不要因为便秘而停止吃药，而是应该把出现便秘的情况告知医生。以便医生及时进行药物的调整，以及增加一些胃肠道动力的药物，这样会减少高血压患者的便秘。
- 高血压患者可多吃一些高纤维食品，比如说蔬菜、水果等，多喝水。也建议多吃一些未经加工的全谷物食物，不要吃一些过于精加工的食物，同时注意保持适当的运动，促进胃肠道的蠕动，从而改善便秘的情况。
- 另外还可做一些早晚揉搓下腹的运动，这样可以促进排便的规律性。比较重要的一点是一定要养成按时排便的习惯，不管有没有便意，每天坚持做一个下蹲的动作，就坚持到 5 分钟、10 分钟，没有就起来。如果说仍然有排便困难，那么可以在医生的指导下使用一些改善便秘的药物。

高血压合并便秘的患者，一定要重视起来，但也不用太紧张，在改善生活习惯后仍无法正常排便的话。建议及时去医院就诊，查明便秘的原因，对症治疗。

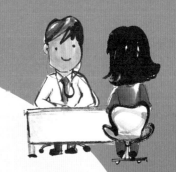

第四章

名副其实的冠心病 "隐身杀手"—— 高脂血症

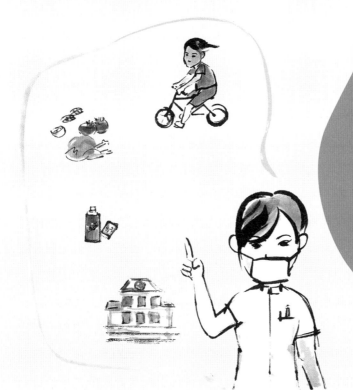

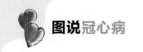

平时名不见经传的小人物，却可能是暗藏的坏人，一旦任其发展，时间长了就可能成为防不胜防的"隐身杀手"。

高脂血症会对心血管系统造成巨大的危害，是名副其实的"隐身杀手"。一旦血脂沉积在血管内壁，就会逐步形成动脉粥样硬化斑块，损伤血管的结构，并导致管腔内空间狭窄，阻碍血液的流动，可能造成某些重要脏器（例如心、脑、肾）局部缺血。

上一章节讲到了不容轻视的高血压，为了永远不与冠心病相遇，让自己的人生避免冠心病病魔的困扰和折磨，我们有必要走近冠心病名副其实的"隐身杀手"——高脂血症，了解一下相关的防治知识，更好地远离冠心病。

1. 初识高脂血症

随着人们饮食结构的变化，患高脂血症的人越来越多，高脂血症已经成为一种富贵病，中老年人是高脂血症的高发人群，但现在不少的年轻人也出现了高血脂的迹象。除了饮食结构变化引起高脂血症外，遗传因素也会引起高脂血症的发生，最常见的就是家族性高胆固醇血症。有些疾病比如糖尿病、甲状腺疾病、肾脏疾病、肥胖等也会引起高脂血症。高脂血症是引起心血管疾病的重要危险因素，因此，积极防治高脂血症的必要性毋庸置疑。

在高脂血症中，有一种很严重的类型，这就是家族性高胆固醇血症。为什么它是一个很严重类型呢？家族性高胆固醇血症的人患严重的冠心病的风险是普通人的 10 倍；年轻时发生心肌梗死是普通人的 20 倍；严重血脂升高是普通人群的 23 倍；且其发生心肌梗死的年龄也提前 10 年。在我国普通人群中，家族性高胆固醇血症的患病率为 0.18%。

家族性高胆固醇血症是一种较为少见的遗传性高血脂疾病，表现为低密度脂蛋白胆固醇水平升高，如前文所讲，低密度脂蛋白胆固醇是"坏胆固醇"，是血管垃圾的制造者，容易形成血管斑块，引起血管狭窄，导致冠心病的发病年龄提前。家族性高胆固醇血症分为纯合子遗传和杂合子遗传两种，纯合子遗传非常罕见，一般幼儿时期就会出现各种表现，20～30岁就会因为冠心病去世。杂合子遗传一般会在30～40岁左右发生冠心病。

由于家族性高胆固醇血症极其严重，所以诊断出来很重要。如何知道自己的高脂血症是不是家族性高胆固醇血症呢？满足以下3点中的2点即可确诊：

· 治疗前，低密度脂蛋白 > 4.7mmol/L。

· 45岁前发生黄色瘤或角膜老年环。

· 一级亲属有家族性高胆固醇血症或冠心病发病年龄较早。

对于亲属有早年就发生冠心病，或有明确的家族性高胆固醇血症病史的人，或已经出现了黄色瘤、角膜老年环的年轻人，应该及时去医院抽血化验检查血脂，尤其是低密度脂蛋白胆固醇。

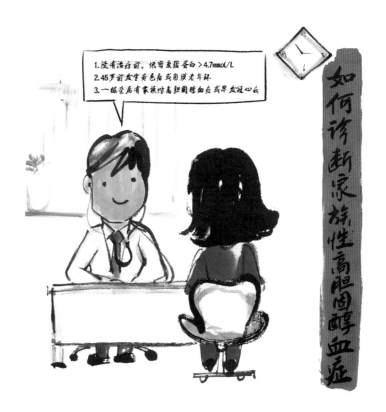

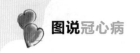

一旦知道了有家族性高胆固醇血症，怎么治疗就成了当务之急。如何治疗家族性高胆固醇血症，目前有下列两个方法：

- 一般首选他汀类降脂药物降低低密度胆固醇，需要降到 1.8mmol/L 以下才安全。如果服用他汀类降脂药不耐受，或服用他汀后血脂未能达标，可联用依折麦布，或 PCSK9 抑制剂等强化降脂。
- 虽然是遗传性疾病，但是不健康的生活方式，尤其不健康饮食和不运动、肥胖同样会进一步升高低密度脂蛋白胆固醇水平，所以还要健康饮食，坚持运动，控制体重等。

2. 为什么高脂血症容易被患者忽视

高脂血症被称为"隐身杀手"，是因为它平时无声无息，没有任何表现，不轻易被人发现，也不会引起注意，是隐藏在身边的"坏人"。

高血压、高血糖、高血脂并称"三高"。血压高了，会出现头晕、头痛，甚至恶心、呕吐等症状；血糖高了，会有典型的"三多一少"，即多饮、多食、多尿、体重减轻的症状。虽然大部分高脂血症患者没有明显症状，但高血脂具有潜在的巨大危害，一定要及早进行干预，以免发展为心肌梗死或者脑梗死。

在"三高"当中，糖尿病或者高血压，平时有表现，容易被发现，相对容易引起重视。但高血脂容易被人们忽视。这是由临床的客观因素所造成的，可能有下面两个原因：

- 高血脂患者在相当长的一段时间内不会表现出任何明显的症状。只有病情进展至较为严重的程度，形成各种心脑血管并发症，才会引起患者的重视。有少部分患者，还可能由于胆固醇水平过高，会在体表出现局部的黄色瘤状沉积，一般会沉积在上眼睑或者某些关节部位。
- 血脂水平必须到医院进行检测。不同于血糖或者血压可以进行家庭自测，血脂检测必须去医院抽血，通过实验仪器才能得出结果。这就远远低于自测血压、血糖的频率，而患者往往因为没有任何症状和不舒服，就没有引起重视，把高血脂这事抛诸脑后。

3. 如何预防高脂血症

由于高脂血症的隐匿性和所导致后果的严重性，同样应该引起注意并给予积极预防。高血脂的干预一定要趁早。如果拖延到出现症状了，例如感觉胸痛、头晕时，再来干预就太迟了，此时的心血管受损情况其实已经较为严重。某些患者甚至由于斑块破裂，导致血管彻底堵塞，引起心肌梗死而致死致残，这时就更是悔之晚矣。在现代医疗条件下高血脂其实是可以预防的，高脂血症的预防通常有以下几个重要的途径：

· 避免吃太多的油性食物。高脂血症与人们的饮食习惯关系密切，很多人在平时爱吃肉，爱吃油炸的食品，摄入过多的油脂就容易导致血脂升高，进而患上高血脂症。所以想要控制高血脂，首先应当控制好饮食。平时以清蒸、水煮和清炒食物为佳，荤素搭配，水果和蔬菜可以多吃，这样不仅可以降低低密度脂蛋白胆固醇，也就是"坏胆固醇"，还可以帮助我们限制体重。

合理的饮食是高脂血症治疗的基础，任何人在高脂血症治疗的时候，都应该进行饮食的干预。包括在药物治疗的时候，也不能放松对饮食的干预。同时，饮食上一定不要暴饮暴食，这样不仅会损伤脾胃，还会导致脂肪的大量吸收而出现高脂血症。

· 最好吃植物油。通常我们吃的食用油可分为两大类，一类是动物油，一类是植物油。动物油主要为猪油、羊油、牛油。这些油含饱和脂肪酸多，在常温下是固态的，大量摄入饱和脂肪酸可使血胆固醇升高，并且与心血管疾病密切相关；植物油主要包括：花生油、豆油、芝麻油、菜籽油、玉米油等。植物油含不饱和脂肪酸多，在常温下呈液态，不饱和脂肪酸被认为是"健康的脂肪"，可降低低密度脂蛋白胆固醇水平，即降低"坏胆固醇"水平，对身体有一定的好处。因此高血脂病人最好吃植物油，少吃动物油。

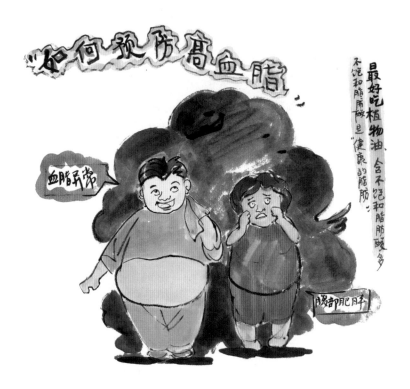

· 戒烟限酒。长期抽烟会影响人们的血脂状况，导致血脂升高。烟中的一些物质成分会增加血脂浓度，烟中的一些有害物质对血管表皮细胞也会造成伤害，让血脂沉积在血管壁上，容易形成血栓，并导致心血管疾病的发生。

以前有说法是少量饮酒可以改善脂质代谢状态，但最新的研究显示只要饮酒都对身体健康不利。切记不要喝大酒，喝大酒可抑制脂蛋白酯酶活性，使肝脏合成极低密度脂蛋白增多，血中极低密度脂蛋白清除速度减慢，甘油三酯水平升高，加速动脉粥样硬化。大量饮酒还会直接损害肝细胞，引起酒精性脂肪肝，甚至引起肝硬变。

- 增加体育运动。高脂血症与人们缺乏体育锻炼有关，现在人们经常在办公室一坐就是一天，再加上不健康的饮食，时间长了很容易患上高脂血症。研究表明，从事体育运动或重体力劳动的人的血清中胆固醇和甘油三酯水平比从事脑力劳动的人低，且高密度脂蛋白胆固醇（俗称"好胆固醇"）水平也较高。因此，长期、有规律的体育运动对血脂有明显的调节作用。这是因为运动能促进机体的代谢，提高脂蛋白脂酶的活性，加速脂质的运转、分解和排泄。因此，加强体育运动是积极的防治措施，健康人，特别是身体偏胖者也应加强运动锻炼以预防高血脂的发生。

有效的运动需要符合几个条件：一是有一定的强度，最简单的判断方法是运动时要出汗；二是有一定的运动时间，最基本的要求是每次运动不应少于 30 分钟，但也不是越长越好，以不超过 60 分钟为宜；三是有一定的持续性，每周最少运动 5 天，且需要长期坚持。

至于做什么样的运动，并没有特殊的要求。不过从预防心脑血管病的角度来说，有研究发现，挥拍运动、游泳、体操、骑车等的获益较大，而慢跑、快走等的效果相对要差一些，但更简单而易于坚持，是很多人的选择。最关键的是运动要持之以恒，才能使运动的获益最大化。

- 做好筛查。如果在家族中有过高脂血症的人，家庭成员在平时应该多去医院进行全面身体检查，这样就能够及时发现和干预高脂血症。高脂血症给人们带来的影响与危害是相当严重的，是冠心病的独立危险因素，所以大家要重视高脂血症的预防与治疗，改掉生活中的一些不良习惯，避免心血管疾病的发生。

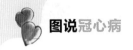

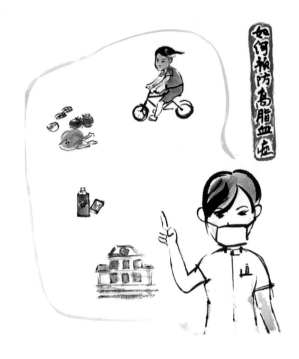

4. 从吃蛋谈起：高脂血症患者的日常饮食需要注意什么

过去生活困难的时候，高脂血症很少，由于生活水平提高了，高脂血症明显增多，所以可以得知，高脂血症肯定与生活水平息息相关。

目前，高血脂患者都知道为了防止病情进展，需要控制日常饮食，以便于更好的实现降脂效果。但是，对于如何在确保营养均衡的前提下规划每天的食谱，很多人感觉无所适从。例如，蛋类营养丰富，很多人也爱吃，然而它的胆固醇含量也比较高。对于需要降脂治疗的患者来说，往往不确定还能不能吃蛋？每天可以吃多少？应该怎么吃？让我们从吃蛋谈起，高脂血症患者平时饮食需要注意什么？

高血脂患者究竟能不能吃蛋？蛋类富含优质蛋白质、维生素和矿物质，即使接受降脂治疗，还是可以吃蛋。因为，人体内的胆固醇并不全是吃出来的。它来源于两种途径：从食物中消化、吸收；以及由自身的肝脏合成。健康人群可以通过动态调控机制，维持胆固醇水平稳定，例如减少消化系统的吸收或抑制肝脏的生产、合成。通常，血脂异常升高更主要的病因是自身胆固醇合成过多，未能及时清除。随着血液中的胆固醇逐步累积还会引起动脉粥样硬化，引发心、脑血管疾病。所以，只要不是放开了猛吃，高血脂或心血管疾病患者每天适量吃一点蛋类也是可以的。

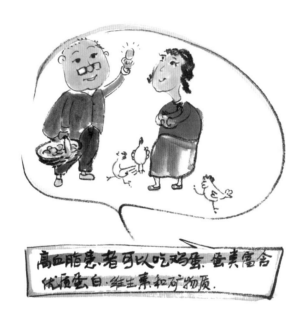

既然可以吃蛋，那每天吃多少蛋类合适呢？蛋类的胆固醇主要是在蛋黄里，假如是普通大小的鸡蛋（一般在 1 两左右），患者每天最多可以吃一个蛋黄。当然，蛋类不仅是鸡蛋，还包括鸭蛋、鹅蛋、鹌鹑蛋等。患者可以根据自己的喜好挑选，并按照重量自行调整，例如比较硕大的鹅蛋或鸭蛋只能吃 1/2 个蛋黄，鹌鹑蛋则可以吃几个。

需要注意的是，假如一天的饮食中已经有其他高胆固醇的食物，例如红肉、虾、蟹、动物内脏等，那在吃鸡蛋的时候，就要少吃或不吃蛋黄，以免

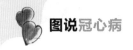

胆固醇超标。

蛋类应该怎么个吃法？对于高血脂或心血管疾病患者而言，每天的烹饪用油量应该控制在 20 克以下。食用蛋类的最佳方式是蒸蛋或水煮蛋，吃的时候放少许盐或酱油调味即可。应该避免煎蛋或炒蛋，因为在烹制过程中都会吸收较多的油，不利于患者控制每天的油脂总量。

5. 血脂高、血黏度高、脂肪肝是一回事吗

在医院门诊，前来就诊的患者常说自己血黏度高，要服用降脂药。实际上，要区分病情，并不是所有的血黏度高都要服用降脂药，为什么呢？

血黏度高从字面上理解就是血液变得黏稠，血液的流动性降低，从而影响全身各处的供血和供氧，甚至容易造成血管堵塞。那么，血脂高和血黏度有关系吗？

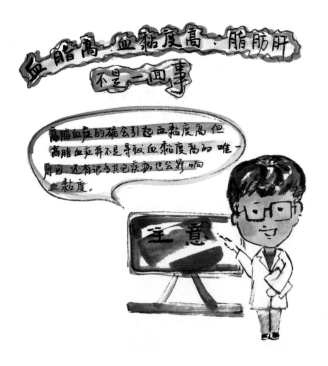

高脂血症的确会引起血黏度升高，某些重度高脂血症患者在抽血化验时，甚至可以看到血液样品里有明显的奶油状颗粒。但高脂血症并不是导致血黏度增高的唯一原因，还有很多其他的疾病也会影响血黏度，例如：各种血液疾病导致血液中的抗体或免疫球蛋白含量异常升高；红细胞、白细胞、血小板的数量异常增多。

因此，血脂升高并非造成血黏度增高的唯一病因，还有很多其他的疾病也会影响血黏度。因此，必须去医院详细检查之后，由医生根据患者的具体病因实施相应的干预、治疗措施。

血脂高的患者，一般到医院都会检查肝脏超声。检查结果出来之后，患者拿着 B 超单子，找到医生问：脂肪肝怎么办？是不是要服用降脂药？是不是所有的脂肪肝都要服用降脂药呢？脂肪肝，顾名思义，就是肝脏细胞内脂肪过多的堆积。血脂高是血液中的脂质成分过多。都带着一个"脂"字，都与脂质相关，这两者之间有无关联呢？两者之间存在着一定的关系，因为高脂血症患者的脂肪肝发病率要比普通人更高。但需要说明的是，脂肪肝分为酒精性脂肪肝和非酒精性脂肪肝。酒精性脂肪肝主要与饮酒有关，而非酒精性脂肪肝和血脂异常有一定的关系。

肝脏是脂质代谢的场所，当血脂升高的程度超过了肝脏的代谢能力，脂质就会在肝脏中堆积，形成脂肪肝，而脂肪肝会对肝功能产生影响，脂质代谢的效率就会下降，进一步导致血脂水平的升高。因此，血脂高和脂肪肝两者是一个恶性循环。

因此，针对合并高脂血症的脂肪肝，我们应该同时进行干预。这里分两类情况，第一种情况，患者的肝功能指标（肝酶）升高不超过正常上限的 3 倍，我们在干预脂肪肝的同时还应该启动降脂治疗，如降胆固醇或降甘油三酯药物。第二种情况，患者的肝功能指标（肝酶）超过正常上限的 3 倍，即患者脂肪肝程度比较重，我们不建议即刻使用降脂药物，应先使用保肝和改善脂肪肝的药物治疗，等肝酶降下来，再联合使用降脂药物。

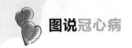
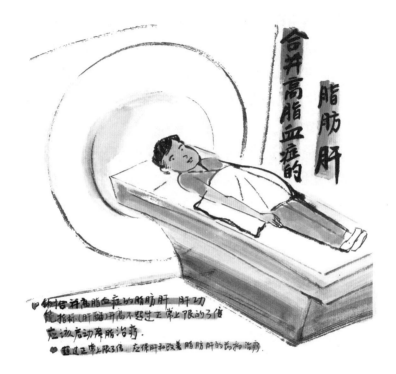

脂肪肝

合并高脂血症的

♥ 合并高脂血症的脂肪肝，肝功能指标（肝酶）升高不超过正常上限的3倍，应该启动降脂治疗。

♥ 超过正常上限3倍，应保肝和改善脂肪肝的药物治疗。

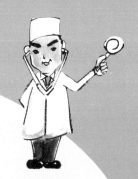

第五章

糖尿病是与冠心病息息相关的富贵病

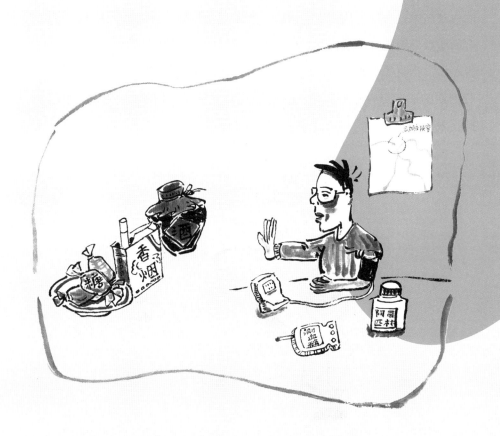

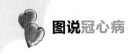

　　随着生活水平的提高，原先很少听到的一些疾病，逐渐走入人们的视野，成为常见病、多发病。糖尿病就是其中一种。而且由于它在冠心病等一些慢性病中扮演着越来越重要的推波助澜的角色，所以大众对糖尿病的认知逐渐提高。

　　上两个章节讲到了不容轻视的高血压、冠心病名副其实的"隐身杀手"高脂血症，这一个章节我们一起去了解糖尿病这个与冠心病息息相关的富贵病。了解糖尿病相关的防治知识，也是为了远离冠心病。

1. 血液中的糖是如何被人体利用的

　　我们吃下去的食物，经过胃肠道的消化吸收都会变成葡萄糖进入到我们的血液当中，所以当我们吃完饭后，血糖就会升高。身体感受到血糖的升高会刺激胰岛细胞分泌胰岛素，在胰岛素的作用下血糖进入细胞组织给人体供应能量。当吃的碳水化合物过多，而超过人体所需要的糖时，多余的糖就以肝糖原的形式储存在肝脏中。当肝脏也储存满了，糖就会转化成脂肪，因此，米饭、馒头吃多了也会长胖就是这个道理。

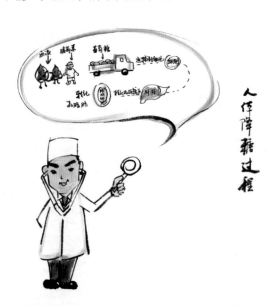

如果人体降糖出现了异常，就会引起疾病，这种疾病就是糖尿病。关于糖尿病，首先我们得明白，糖尿病和尿糖之间并没有必然的联系。糖尿病患者不一定尿中含糖，尿中含糖的也不一定就是因为糖尿病，糖尿病的本质其实是血糖异常升高。

2. 糖尿病是天生的吗

很多糖尿病人，父母或者祖父祖母有糖尿病，这就是说糖尿病是天生的；但是也有一部分糖尿病人家里根本就没有得糖尿病的，这究竟是什么原因呢？这要从糖尿病的分型说起。糖尿病分两种，分别是 1 型糖尿病和 2 型糖尿病。糖尿病说白了就是货物（葡萄糖）搬运的过程出了问题。

打个比方，由于经营不善，物流公司（胰岛组织）不得不采取裁员的措施，每次派出的司机（胰岛素）减少了，甲方（血液）的货物（葡萄糖）就没法及时搬走，血糖就降不下来。因此，由于胰岛组织功能异常导致胰岛素分泌绝对不足引起的血糖升高称为 1 型糖尿病。

1 型糖尿病因为初次发病通常是在青少年时期，所以又叫青少年型糖尿病。1 型糖尿病的病因尚不完全清楚，可能与遗传和免疫有关。对于 1 型糖尿病的治疗而言，既然物流公司（胰岛组织）不给力，那么就把工作外包出去，即注射外源性胰岛素，就相当于补充足了人手，血糖自然就下降了。

还有一种情况是：即使物流公司（胰岛组织）经营得当，还有可能出现别的问题。如果长期运载量过大，负荷过重，货车容易故障，且派出的司机（胰岛素）效率也很低，这时血糖也降不下来了，称为 2 型糖尿病。

引起 2 型糖尿病的原因主要与肥胖有关，肥胖会引起"胰岛素抵抗"，即胰岛组织分泌胰岛素正常，但肥胖会引起人体组织细胞利用血糖的能力下降。2 型糖尿病是因为货车出了问题，需要把货车修好。口服降糖药就扮演着汽车修理工的角色，因此，通常 2 型糖尿病一般需要口服降糖药

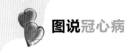

治疗。

还有一种情况是，患者患有糖尿病，但没有及时治疗，物流公司（胰岛组织）货车和司机每天都超负荷工作，最后物流公司破产了，胰岛功能出现了衰竭，因此需要降糖药和胰岛素联用或终身胰岛素治疗。所以，一旦发现血糖异常就要及时地诊治。

3. 糖尿病是吃糖过多引起的吗

如上文所述，糖尿病的根本原因是胰岛细胞功能障碍引起胰岛素绝对分泌不足，或者是胰岛素抵抗，即胰岛素的利用出现了障碍。如果摄入糖分过多，超过了人体的承受能力，那势必会加重胰岛细胞的负担，当没有足够的胰岛素去消化利用血液中的糖分时，就会造成血糖升高，就更容易得糖尿病。因此，虽然糖尿病不全是吃糖过多引起的，但长期大量吃糖对身体也不好，不仅增加体重，还增加胰岛细胞的负担，因此应适量吃糖，不能无节制地吃糖。

特别是对一些容易得糖尿病的人群，更应该注意控制吃糖。哪些人容易得糖尿病呢？下面这类人群应该是高危人群：

- 60 岁以上的老年人：随着年龄增加，细胞功能不断退化，胰岛素分泌和血糖调节能力下降。

- 有糖尿病家族史的人：如果在具有血缘关系的亲属中有糖尿病患者，那么患病风险会比一般人高。但这并不代表今后一定会得糖尿病，因为糖尿病还与个人生活方式、饮食习惯有密切的关系。

- 超重和肥胖人群：体重超标会对全身各处器官造成慢性损害，血糖方面就可能表现为胰岛素敏感性降低，血糖调控效果减弱。而另一方面，即使是有糖尿病家族史的人，如果体重能够维持在正常范围内，糖尿病风险也会得到有效控制。

- 生活方式不健康的人：例如喜好高油、高糖饮食；长期抽烟、酗酒；

久坐不动，缺乏体力活动等。

· 患有心脑血管疾病的人：例如高血压、冠心病患者都是糖尿病的高危人群。

4. 为什么糖尿病患者更容易患上冠心病

首先，从糖尿病与冠心病到底是什么关系说起。糖尿病是冠心病的主要危险因素，中国大约有一亿多糖尿病患者，很多糖尿病病人同时患有冠心病，糖尿病与冠心病的联系就像难兄难弟一样。当患者诊断为冠心病时，医生就会问患者有没有糖尿病，因为 70% 以上的冠心病患者都患有糖尿病。反之，只要诊断为糖尿病，医生都会嘱咐要控制好血糖，防止冠心病等并发症的发生，因为大多数糖尿病患者最终都可能死于冠心病。

糖尿病不仅会加速引起血管的病变，而且易形成血管弥漫性病变，左心功能障碍及心脏事件的发生率也增高，预后也更差。比如没有糖尿病的患者动脉硬化发展成 80% 的狭窄大约需要 1 年的时间，那么有糖尿病的话可能只需要三个月；而且，冠心病患者在没有糖尿病的情况下通常血管只有一处或两处狭窄，在有糖尿病时可以有十处甚至二十多处的狭窄。糖尿病患者更容易患上冠心病，原因应该与下面几点有关。

· 糖尿病患者的血管泡在了"糖水"里，长期高血糖，特别是血糖波动过大，对血管的刺激性非常大，将造成血管内皮的损伤，损伤发生后即会形成破损，血液中的脂质等大分子物质就会因为破损而沉积到血管壁上，形成动脉粥样硬化、斑块。糖尿病患者过高的血糖导致冠状动脉内皮损伤，这是血脂中的致动脉粥样硬化成分得以进入内膜的先决条件。过高的血糖还可以造成血管内皮舒张血管的成分和收缩血管的成分失衡，造成冠状动脉的收缩。过高的血糖可以使血液呈一种易于形成血栓的高凝状态，使得冠状动脉更容易发生血栓。

· 糖尿病存在胰岛素抵抗，胰岛素抵抗引起血管内皮一氧化氮的产生减

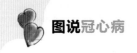

少，一氧化氮对于血管内皮的舒张功能有重要作用，一氧化氮减少会引起血管弹性明显下降。

- 糖尿病可以造成血脂代谢紊乱，其主要原因是胰岛素抵抗，主要表现为高甘油三酯和高低密度脂蛋白胆固醇。低密度脂蛋白胆固醇的升高是冠状动脉粥样硬化的主要危险因素，被写进了国内外的冠心病防治指南。

- 糖尿病还会造成患者体内的炎症水平增加，导致冠状动脉的血管呈现慢性炎症状态，更容易导致动脉粥样硬化的发生。

由于糖尿病的一些特征，所以糖尿病患者合并冠心病，也相应产生特殊的临床特点。糖尿病患者合并冠心病有其特殊性，主要表现在以下几点：

- 症状不明显：无症状性心肌梗死发病率高，许多糖尿病患者虽然症状不严重，但做冠脉造影却发现血管已经严重狭窄。

- 死亡率更高：心肌梗死、心力衰竭等并发症的发生率和死亡率明显高于无糖尿病患者。

- 血管狭窄更多、更严重：常合并多支血管狭窄、狭窄程度也较重、狭窄部位弥漫。

- 引起心肌病变：不仅是缺血引起心肌病变，糖尿病本身也可引起心肌病变，称为糖尿病心肌病，心肌广泛缺血、变性、坏死和纤维化。

5. 糖尿病症状就只是挂在嘴边的"三多一少"吗

大家都知道，去医院看医生，告诉得了糖尿病，常常挂在嘴边的是"三多一少"。这"三多一少"具体就是下面所列的症状：

- 多尿：尿量多，24h尿量可达 5 000～10 000ml，但老年人和有肾脏疾病者，多尿可不明显。

- 多饮：经常感到口渴而多饮，多饮会进一步加重多尿。

- 多食：患有糖尿病的患者会有多食的现象发生，食欲亢进，经常感到饥饿而多食。

· 体重下降：体重持续下降，机体明显消瘦。可通过对糖尿病的合理治疗，控制体重下降，甚至有望让体重有所回升。

糖尿病除了上述挂在嘴边的"三多一少"外，是不是没有其他症状。当然不是，除了上述的"三多一少"主要症状，它还有下列 6 点其他症状：

· 乏力：糖尿病患者会感觉自己全身乏力，精神萎靡。

· 视力下降：高血糖对眼部组织和血管的损害可表现为视力下降、视物模糊，甚至可能出现重影或"飞蚊症"。

· 皮肤瘙痒：体内长期的高糖环境会逐步损伤血管和神经，在皮肤部位就表现为皮肤瘙痒、疼痛或感觉异常。

· 创伤愈合延迟：皮肤损伤或手术后伤口不易愈合，也更容易发生局部感染。

· 小便泡沫增多（蛋白尿）：长期处于高血糖状态下，肾脏的基本结构同样会遭到破坏，由于通透性上升，体内的蛋白质就会发生渗漏，随小便大量排出体外。

· 免疫功能下降：总体来看，糖尿病患者对外界感染的抵抗力下降，例如新冠肺炎患者中合并糖尿病的比例就比较高。

6. 不得不浅尝辄止的糖尿病饮食

与其发生后再"亡羊补牢"，不如尽早预防！如何才能更好地预防糖尿病呢？在日常生活中，应该从下面几点做起：

· 糖尿病的饮食控制。首先要控制一日三餐，特别是肥胖的人。肥胖的人容易出现糖尿病，这是因为他们摄入过多的高脂肪食物导致身体内脂肪堆积过多，从而更容易出现胰岛抵抗。所以要注意饮食不能太过放纵，要有节制地摄入，控制每日摄入食物的总热量。日常饮食宜低脂肪、适量蛋白质、控制碳水化合物摄入。提倡高纤维饮食、清淡饮

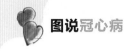

食，坚持定时定量定餐。控制饮食，饭吃七、八分饱，多吃一些粗、杂粮，可以用蔬菜来补充饱腹感，以增加膳食纤维和多种维生素的摄入。

· 糖尿病病人膳食安排原则。有些糖尿病病人以为吃碳水化合物（米饭、馒头、面包、面条等）就会升高血糖，不吃粮食就能控制血糖，这种认识是不正确的。粮食是必须的，糖尿病病人饮食要有足够的热量。热量的 50%～55% 来自碳水化合物，15%～20% 来自蛋白质，其余 25%～30% 来自脂肪。如果不吃或很少吃碳水化合物，那么热量则主要由蛋白质和脂肪供应，长此以往，病人发生动脉硬化、心肌梗死的机会大大增加，且容易发生酮症酸中毒。

目前市场上出现了很多适合糖尿病病人吃的"无糖"食物，这些食物中一般没有加入白糖，而是由甜味剂制成，无糖食品虽然将食品内的蔗糖替换为甜味剂，但其为保证口感会在食品中加入一定的油脂。而且无糖食品中碳水化合物含量与正常同类食品相同，且基本都大于正常主食。以无糖沙琪玛为例，同等质量下，无糖沙琪玛的热量约是馒头的两倍。因此，无糖的食物也是不能随意吃的，多吃后血糖同样会增高。

既然甜食不能多吃，那么肉类是否能多吃呢？其实肉类食物摄入过多，会使病人血脂升高，且肉类食物热量较高，吃多了病人容易发胖，增加了冠心病的发病率。因此，肉类食物应按比例进行摄入。

糖尿病病人饮食宜少量多餐。每天多吃几顿，每顿少吃一点，可减少餐后高血糖，有助于血糖的平稳控制。对于病情稳定的轻型糖尿病患者一日至少保证三餐，切不可一日两餐。三餐的主食量分配为：早餐 1/5，午餐 2/5，晚餐 2/5，或者早中晚各占 1/3。对口服降糖药或注射胰岛素病情不稳定的病人每日须进食 5～6 餐。注射胰岛素的病人建议在上午 9～10 点、下午 3～4 点及晚上睡觉前加餐，特别是上午 9 点和晚上临睡前加餐非常重要。

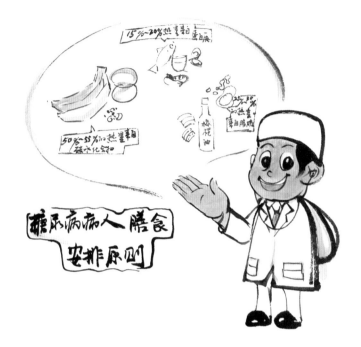

· 糖尿病患者宜食高纤维素食物。蔬菜、水果、菌类、坚果类食物，都含有比较丰富的纤维素。高纤维素食物有很多利于健康的作用，都有哪些呢：

  · 纤维素比重小，体积大，在胃肠中占据空间较大，使人有饱食感，有利于减肥。

  · 纤维素体积大，进食后可刺激胃肠道，使消化液分泌增多，胃肠蠕动增强，防治糖尿病性便秘。

  · 高纤维素饮食可使糖吸收减慢，减少胰岛素释放，增强胰岛素受体的敏感性，使葡萄糖代谢增强。

· 糖尿病病人可食用的甜味剂。有些糖尿病病人喜欢吃甜食，剥夺了吃甜食的乐趣，对他们来说是一种很大的痛苦。为此，人们发明了一些甜味剂，使糖尿病病人既能享受吃甜食的乐趣，又能防止因吃糖而造成的血糖升高。甜味剂是指口感有甜味，但不算糖类的物质，食用甜

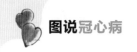

味剂不仅不会引起血糖升高，而且不增加热量的摄入，所以可避免血脂升高或体重增加。因此，甜味剂不仅适用于糖尿病病人，而且还适用于肥胖者。糖尿病病人可食用的甜味剂可分为以下几类：

· 木糖醇：味甜，吸收率低，且在体内代谢不需要胰岛素参与。但木糖醇在肠道内吸收率不到20%，吃多了可能会引起腹泻。

· 甜叶菊类：是从一种甜叶菊中提取出来的甜味剂，甜度比蔗糖高300倍，食用后不增加热量的摄入，也不引起血糖的波动。

· 氨基糖或蛋白糖类：是由苯丙氨酸或天门冬氨酸合成的物质，进入肠道后分解成氨基酸，甜度很高，对血糖和热量的影响不大。

· 果糖：是一种营养性甜味剂，进入血液后有助于刺激胰岛素的分泌，而且果糖的代谢不需要胰岛素，加上果糖的甜度很高，少量食用既可满足口感，又不至于引起血糖升高。

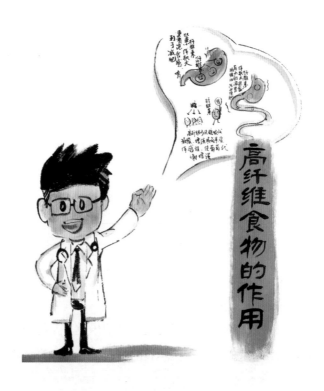

· 糖尿病病人的饮食禁忌及适合食用的食物。糖尿病病人应忌食：白糖、红糖、葡萄糖、糕点、果酱、蜂蜜、蜜饯、冰淇淋等；应少食：土豆、山药、芋头、蛋黄、奶油、羊油、黄油、花生、核桃、葵花籽、动物内脏等；宜食：荞麦、燕麦片、玉米面、大豆及豆制品、蔬菜等。

水果中都含糖，那么糖尿病病人能否吃水果呢？完全不吃水果是不适宜的，因为水果中含有大量的维生素、纤维素和矿物质，这些对糖尿病病人是有益的。水果中含的糖分为葡萄糖、果糖和蔗糖，其中果糖代谢分解不需要胰岛素，其次各水果含糖量不一。因此糖尿病病人可食用含糖量较低的水果，如：西瓜、橙子、柠檬、葡萄、桃子、李子、菠萝、草莓、樱桃等。含糖量稍高的水果有：香蕉、石榴、柚子、橘子、苹果、梨、荔枝、芒果等，这些应少量食用。含糖量高的水果：红枣、干枣、蜜枣、柿饼、葡萄干、杏干、桂圆等，食用这些水果应注意对血糖的影响。

不少蔬菜也可作为水果食用，如西红柿、黄瓜等，这些含糖量低且富含维生素，完全可替代水果，适合糖尿病病人食用。水果不要在进餐后马上就吃，可在两餐之间或睡前食用，最好试探着吃，即在吃后 2 小时测尿糖，根据尿糖结果调整进食量。

7. 为什么患有糖尿病会经常有饥饿感

患糖尿病后会经常饥饿，人的饥饿感是能量不能满足机体需要的一个预警。

人体能量绝大部分都是葡萄糖供应的。首先，糖尿病病人由于体内胰岛素不足，血糖不能进入细胞内，所吃食物经过消化吸收而进入血液的葡萄糖不能被细胞利用，导致细胞能量不足，细胞缺糖的刺激信号就会不断传入大脑，使大脑发出需求糖的指令，产生饥饿信号。其次，糖尿病病人大量血糖不能被利用而从尿液中排出；第三，由于葡萄糖利用障碍，蛋白质、脂肪分

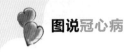

解使人体消耗过大，从而使机体经常处在饥饿状态。

糖尿病病人饥饿感有什么好的控制方法吗？可以采取下列几种控制方法：

· 告知病人饮食控制是治疗糖尿病的基础疗法，使患者明确治疗糖尿病应自觉坚持饮食治疗。

· 采用低热量、高容积、含碳水化合物的蔬菜，如黄瓜、西红柿、大白菜、油菜、圆白菜、冬瓜、菜花、豆芽菜等，不仅有饱腹感，还能防止便秘。

· 可食用三合面（玉米面、黄豆面、白面）、二合面（玉米面、黄豆面）制作的窝窝头比食用白面馒头的饥饿感要减轻。

· 选择吃能量低体积大的食物。食物体积越小越易饿，所以以吃体积大的食物尤其是杂粮馒头或杂粮面包，体积比较大，饱腹感会更强。

· 糖尿病容易饥饿，也可以用加餐方法解决，选择在两餐之前，将每日饮食总量分配到 4 ~ 5 餐中，白天每 3 ~ 4 小时进餐 1 次，睡前 1 ~ 2 小时少量加餐，既能避免餐后高血糖问题，又可避免饥饿感。加餐要选择低热量的食物，最好有足够的蔬菜如黄瓜之类的"垫底"，而且加餐也要规律。

· 最后要强调的是，如果感觉饥饿，最好先测一下血糖，查查是低血糖引起的饥饿还是高血糖引起的饥饿，查清楚了就好解决了。

8. 糖尿病患者不得不防的低血糖

糖尿病患者注重控制血糖的同时，往往顾此失彼，降糖很积极，有时候就会出现头晕、昏厥的现象，甚至威胁生命，这就是出现了严重的低血糖。所以低血糖是极其危险的，应该引起糖尿病患者的高度重视。

低血糖往往在糖尿病患者调整血糖的过程中出现，如碳水化合物摄入不足、延缓正餐或忽略了加餐、较多地运动、胰岛素给药过量、磺脲类降糖药过量、酗酒等，而导致血糖低。通常血糖值低于 2.80mmol/L，就可以断定是低血糖，但由于一些糖尿病患者的血糖长期处于一个较高的水平，血糖一旦降至正常水平（3.60～6.10mmol/L），也会出现低血糖的症状。

低血糖早期症状以交感神经兴奋为主。因低血糖时机体释放大量儿茶酚胺，患者会感觉到心慌、身体出汗或者有虚弱感、饥饿感，身体可出现不受控制的发抖、面色苍白等症状，并且可伴随有情绪紧张、易怒等症状。一些患者可表现为抽搐或癫痫样发作或肢体偏瘫等不典型表现，最后严重时可出现昏迷和呼吸循环衰竭等。

如果出现糖尿病低血糖，该如何治疗呢？出现低血糖的时候，即应暂时停用胰岛素和降糖药的治疗。当患者神志清醒时，可给其饮用糖水，或立即进食含糖类食品：如糖果、巧克力、饼干、面包、蛋糕等各种甜品，低血糖症状很快就能缓解。当病人神志已发生改变，就要立即送往医院，用50% 葡萄糖 40ml～60ml 静脉注射，更严重时，应用 10% 葡萄糖持续静脉滴注。

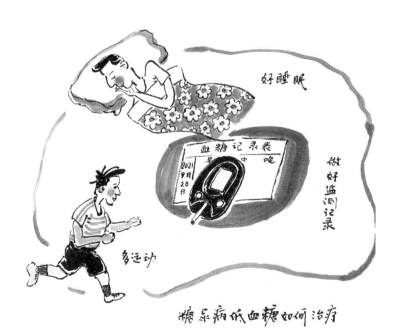

糖尿病低血糖如何治疗

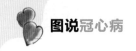

　　低血糖患者严重起来会比高血糖的危害还要大，低血糖持续时间超过 6 小时，会造成脑细胞不可逆转的损伤，即使以后血糖恢复正常，也常会遗留痴呆等症状。因此糖尿病低血糖患者必须要引起足够的重视，将自己的血糖值控制在合理的范围内。

9. 得了糖尿病该如何避免冠心病的发生呢

　　糖尿病病人除了上述所讲的饮食控制外，还要经常运动。运动可以改善糖尿病是大家都知道的，由于糖尿病的发生是因为身体对胰岛素不敏感，从而导致糖分在身体内没办法被吸收，因此造成糖尿病。而运动可以改善身体胰岛素敏感性，从而降低血糖。体育锻炼宜饭后进行，时间不宜长、强度不宜大。

　　同时糖尿病病人还要做好血糖监测。认真记录下日常的血糖值的变化情况，及时调整治疗程序，减少减缓糖尿病并发症的发生。最后还要注意休息。由于很多患者目前的生活和工作压力大，导致自己身体以及情绪一直处于焦虑不安的状态，从而影响到内分泌系统，这样就不容易让血糖降下来，进而造成血糖不稳。所以要让自己多休息，保持足够的睡眠以及愉悦的心情，这样才能有效预防高血糖。

　　糖尿病患者最重要的任务是预防冠心病的发生。糖尿病是冠心病的一个高危因素，而冠心病是目前我国人群致死、致残的一个重要原因，治疗糖尿病的最终目的就是为了减少冠心病的发生。糖尿病的本质主要是导致血管性病变，包括小血管和大血管。

　　人体的氧气和营养物质都是需要靠血液运输到全身各个器官、组织。而血液只有在血管中运输才是安全的，如果血液跑到血管外面我们就叫出血。如果血管发生狭窄或堵塞，器官或组织的供血、供氧自然就会减少，功能就会出现障碍，严重的可能会出现坏死。我们知道对人体危害最大的是心脑血管疾病，一旦出现狭窄和闭塞就会导致脑梗或心梗，危及生命。

所以说，糖尿病患者怎么更好的顶防尤为重要，糖尿病的血管病变不单单是血糖高这么简单，其他因素如血压、血脂、高凝状态、炎症反应、氧化应激等等都参与其中，所以全面管控可能比单纯降糖更为重要。一般需要从以下几个方面考虑：

- 积极控制血糖，将血糖控制在合理的范围。严格按照糖尿病的饮食要求控制饮食，遵医嘱服用降糖药或者采用胰岛素治疗，定期监测血糖，年轻患者空腹血糖理想目标值是控制在 7mmol/l 以下，餐后两小时血糖最好控制在 8mmol/l 以下，对于老年患者或者有心脑血管疾病的患者适当放宽。
- 采取良好的生活方式：低盐低脂饮食，戒烟戒酒，适当运动，对于超重或者肥胖的患者要减重，保持良好的生活节奏和乐观的心态。
- 积极控制合并的其他心血管疾病危险因素：如合并高血压需要积极控制血压，合并高脂血症的患者要降脂治疗。

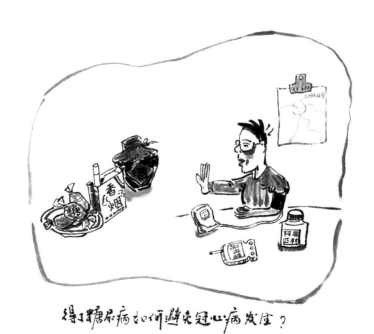

得了糖尿病如何避免冠心病发生？

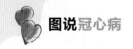

- 建议采用阿司匹林和他汀类药物进行冠心病的一级预防。他汀类药物不仅可以降血脂，还有改善血管内皮功能、抑制血管平滑肌细胞的增殖和迁移、抗氧化作用、抗炎作用、抑制血小板聚集和抗血栓作用等，有利于防止动脉硬化的形成，可稳定或缩小动脉粥样硬化斑块。因此对于糖尿病患者，即使血脂正常也建议服用。
- 糖尿病病人冠心病的早期筛查：糖尿病人是冠心病的高危患者。筛查冠心病的方法有心电图、超声心动图、运动诱发试验、心肌核素显像、冠状动脉 CTA、冠状动脉造影等检查。

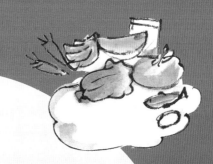

第六章

谈谈与冠心病相关的其他几个病

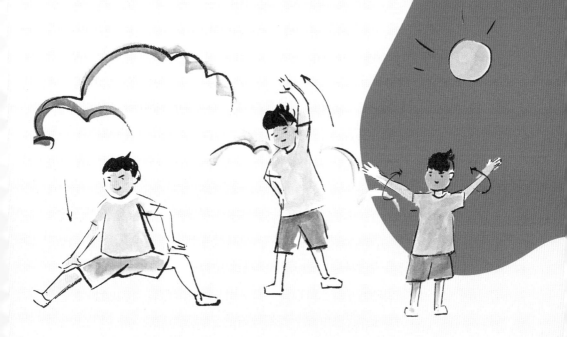

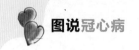

前几章讲到了不容轻视的高血压，冠心病名副其实的"隐身杀手"高脂血症，糖尿病是与冠心病息息相关的富贵病，除了这三个主要疾病之外，我们还有必要知道与冠心病有关的其他一些病态，了解相关的防治知识，才能更好地远离冠心病。

1. 为什么说有些患者可能是"胖死"的

在大多数人的认知中，肥胖就是由于过度饮食和营养过剩造成的身体脂肪堆积，很少会有人认为它是一种疾病。然而，随着研究的深入，近年来医学专家对肥胖有了更为明确的定义，它是一种由遗传、环境、行为等多方面因素引发的复杂慢性代谢性疾病，即"肥胖症"。肥胖者体内多数都存在脂类代谢紊乱，脂肪合成过多的异常状况。因此，他们可能具有以下 3 个显著的特征：

- 脂肪组织的体积和脂肪细胞的数量增多；
- 体脂分布失调，体内脂肪占体重的百分比异常升高；
- 局部脂肪过度堆积。

肥胖会危害全身多个系统，包括：心血管系统、内分泌系统、呼吸系统、消化系统、骨骼系统、泌尿生殖系统及精神心理等。常见的并发症有 2 型糖尿病、血脂异常、高血压、冠心病、高尿酸血症、睡眠呼吸暂停综合征、非酒精性脂肪性肝病、多囊卵巢综合征、女性不育、男性性功能降低、抑郁等。

由于胖是一种病，所以要合理控制饮食结构及热量摄入，避免超重，成为"肥胖症"。一般性常识，小马拉大车，小马就很累，最后会不堪重负而倒下。同理，当一个人的体重不断增加，身体就需要更多的氧气和营养物质，所以心脏的负担就会加重。所以肥胖的人都应努力减肥，因为身体瘦下来后，高血压、高血脂、高血糖都会得到很好的控制，患冠心病的风险也会相应降低。

　　肥胖看起来富态，实际上潜藏着祸害，能导致其他很多致命的疾病，尤其是冠心病，应该引起足够重视。肥胖对于心血管系统的影响无疑是最为凶险的，肥胖患者最主要的死因之一就是心血管疾病。一方面，肥胖患者体内存在脂类代谢异常，直接促进动脉粥样硬化的病情发展；另一方面，肥胖还会导致各种心脑血管的高危因素产生，如糖尿病、高血压等。统计显示，肥胖患者的冠心病发病风险、急性发作风险及其相关死亡风险均比正常人群上升约30%。由此可见，"胖死"不仅仅是一句玩笑，它是真的有可能发生。所以控制体重对于改善健康状况，延长寿命有非常重要的意义。

　　肥胖危险性极大，该怎么控制体重呢？首先想到的是减肥。一提起减肥，不少人都会想到节食，并突然大幅度减少进食量，其实体重在短时间内急剧降低，不仅有损健康，在结束节食后，体重很容易恢复到原有的水平，即体重反弹。要想有效地减轻体重，正确的做法是不用刻意节食，均衡饮食，并适度做有氧运动。

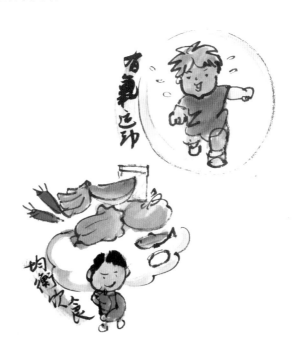

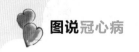

2. 为什么瘦身要从瘦腰做起呢

一到夏天，挺着大肚子的人越来越多，这已经成为一道独特的夏季风景线。特别是一些中年人，尤其明显。人们常说的"啤酒肚"，就是能量摄取过多造成的。人到中年以后，机体的新陈代谢功能逐渐衰退，而生活和工作压力又导致缺少时间运动，于是身材就不由自主的丰腴油腻起来。事实上，没有一块肥膘是无辜的，肥胖就是一种复杂的综合性疾病。身体蓄积的脂肪越多，对健康的危害就越大，尤其是"啤酒肚"或"救生圈"最是要人命。

随着"啤酒肚"的形成，肚子上堆积的肥膘会越堆越多，就会有很多的危害。由于能量摄取过多，造成脂肪在肚子堆积，形成"啤酒肚"。它不是富态的表现，而是风险的潜在危险点。对于"啤酒肚"的严重程度，有专门的评判标准和医学术语。"中心型肥胖前期"或"腹型肥胖前期"：男性腰围85～90厘米，女性腰围80～85厘米。如果腰围到了这个范围，就需要引起警惕，肥胖和它的"坏朋友们"正在不远处等着你。

"中心型肥胖"或"腹型肥胖"：男性腰围超过90厘米或女性腰围超过85厘米。一旦腰围超过这个尺寸，就不仅仅是身材不好看的问题了，它预示了发生心血管和糖尿病的风险将会明显升高。与腹型肥胖关系最密切的就是"三高"，而高血压、高血脂、糖尿病又都是动脉粥样硬化、冠心病的主要助推因素，它们彼此协同起来对人体健康造成严重的破坏。

多余脂肪在肚子堆积就形成"啤酒肚"，在全身堆积就形成肥胖。怎么评价肥胖的严重程度呢？评判肥胖严重程度的2个最常用的指标是体质指数（BMI）和腰围。体质指数（BMI）计算公式为：BMI（kg/m^2）=体重（kg）÷身高（m）÷身高（m），它反映的是人体胖瘦程度。通常只要知道自己的体重和身高，就可以算出来自己的BMI。BMI在22左右被视为理想的体重。BMI越高，患动脉硬化的风险越高，心脏的负担也会相应加重。

腰围是指水平站立时，肚脐上1厘米的位置围绕腰腹一周的尺寸，它反映的是腹部脂肪堆积的情况，可以用于评估"中心型肥胖"（或"腹型肥胖"）。肥胖人群发生其他系统并发症的风险与体质指数（BMI）和腰围成正比。体质指数（BMI）越大，得病风险越高；腰围越大，风险也越高。

由于腰围对健康的重要性，所以瘦腰很关键。对于腹型肥胖患者而言，腰围减少的幅度与脂肪肝、冠心病、糖尿病等的疾病风险下降成正比。瘦腰减肥并非一日之功，而是一个系统化的工程，绝对不是局部扭几下腰就完事了。首先，应该调整饮食习惯，在确保营养均衡的前提下，避免各种高油、高糖的食物。更重要的是每天坚持 30 分钟有氧运动，例如慢跑、广场舞、快步走、太极拳等，因为久坐不动是脂肪堆积在腹部的重要原因。如果患者的肥胖程度过于严重，可能还需要在医生指导下服用药物或施行手术减肥。男性腰围超过 90 厘米或女性腰围超过 85 厘米就属于"腹型肥胖"，它预示了发生心血管和糖尿病的风险将会明显升高。因此，中、老年人保持适当的身材除了看起来精神干练之外，更大的好处在于享受健康生活，提升生活品质，延年益寿。

要瘦腰，首先要知道腰围应该怎么量。比较准确的腰围测量方法是：身体放松，双脚分开 25 至 30 厘米站立，体重均匀分布，不要用力收腹。将软尺置于肚脐上 1 厘米左右，轻轻的紧贴皮肤，围着腰腹部水平绕一圈，不要用力压迫或勒紧，软尺的读数可以精确到 0.1 厘米。此时，得到的就是腰围的大致尺寸。

3. 为什么懒也是一种病

"发展体育运动，增强人民体质。"这句耳熟能详的话，道出了运动与健康的密切关系。随着生活节奏的加快和人民生活水平的提高，运动的重要性，愈发重要。喜爱运动的人身体健康，而不爱运动的懒人却容易得病，所以懒也是一种病。

每天做适量运动，尤其要做有氧运动。运动分为有氧运动和无氧运动，其中有氧运动不会给心脏增加负担，比如步行、慢跑、骑自行车等。

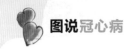
像短距离快跑、高强度肌肉锻炼等需要瞬间爆发出强大力量的无氧运动，虽然能锻炼肌肉，但也会因血压和心率瞬间上升而给心脏增加负担。运动不仅能提高心肺功能，还能有效地预防心绞痛、心肌梗死的发作和复发。而且运动还可改善高血压、高脂血症、糖尿病和肥胖症。但对于曾经发作过心脏病的人，不能剧烈运动，因为在运动强度过大时，可能会因心率过快、血压过高而导致心脏病发作。这部分病人应在医生的指导下进行运动。

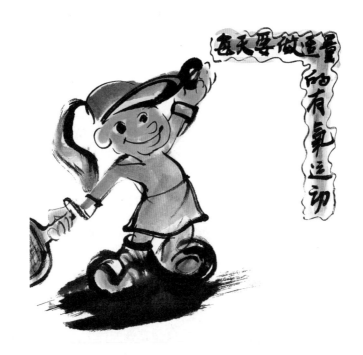

在做有氧运动时，有以下四个方面需要注意：

· 散步是一项好的有氧运动方式。在所有运动中，散步是一种静中有动，动中有静的方式。散步不仅消除压力，能让身心放松下来，还能加速血液循环，提高血管张力。

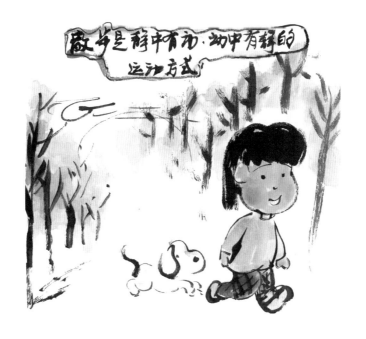

· 运动时间和频率。在散步等有氧运动时，应以"每天走 30 分钟～60 分钟，身体微微出汗的程度"为标准。即使每周只步行 3～4 次，也有效果，让自己养成运动的习惯是非常重要的一件事。运动时间最好选择在下午，因为心血管病人在每天上午 6～12 点易出现心肌缺血和心律失常，如果在这段时间内运动的话容易发生意外。寒冷和炎热天气要相对降低运动量和运动强度。

· 热身运动和整理运动不可缺少。运动时，我们要防止受到扭伤、磕碰、肌肉拉伤等伤害。运动过程中受伤多半是由于准备活动不充分，平时缺乏锻炼造成的。想要进行安全的运动，就必须做好运动前的热身运动和运动后的缓解运动。

热身运动的目的是提升肌肉温度、扩展关节的可活动区域、提升运动能力。尤其是在寒冷冬天要好好做热身运动，因为天气变冷，肌肉会因为身体发冷而收缩。运动之后不可骤然停止下来，需要进行一些整理运动让运动量

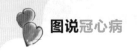

逐渐减少，整理运动有助于消除身体紧张，使心率逐渐降低，血压趋于平稳，肌肉变得柔软。

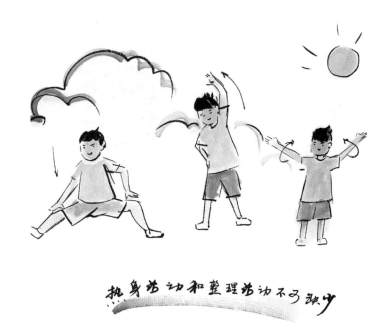

热身活动和整理活动不可缺少

· 应以自己的心跳数控制运动强度。怎么才能知道运动强度是否合适，应以"目标心跳数"作为运动强度的标准，运动过程中只有达到了目标心跳数才算达到了运动的目的。目标心跳数不是一成不变的，而是与静息心跳数和年龄密切相关。心跳数是指 1 分钟内心脏跳动的次数，静息心跳数是早上醒来在未起床的状态下测量的心跳数。

当运动时心跳数低于目标心跳数目标心跳数计算公式：[（220 − 年龄）− 安静时的心跳数]×（运动强度 + 安静时的心跳数），此时运动强度通常为 40%～60%，意味着运动强度还没有达到有效水平，这时，可适当提高一下运动强度。需要注意的是，如果在心跳数未达到目标数值前已经感觉到很累，就应停止运动。运动中注意观察有无呼吸困难、胸痛等症状，一旦出现上述症状，应立即停止活动，并给予积极的处理，如含服硝酸甘油、吸氧等，严重者应及时到医院就诊。

4. 如何远离精神紧张的困扰

如果长期生活在一种高度紧张的生活环境中，成为一种恶性刺激，长期以往，就会对身心造成一定的伤害，当然对冠心病也是一种危险因素。过度的精神紧张可能发展成为一种病态，所以怎么避免精神紧张很重要。可以从下述三个方面做起：

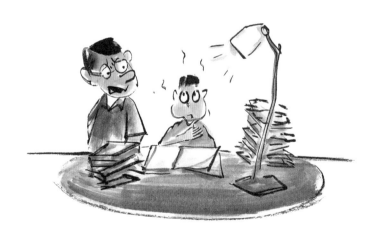

第一个方面 A 型性格要注意冠心病的预防。在前面的冠心病是如何发生的章节中已经提到了 A 型和 B 型性格。A 型性格冠心病发病率是 B 型性格的 2 ~ 4 倍。A 型性格的人遇事比较着急，做事节奏快，有时间紧迫感，争强好胜，脾气暴躁，常常为一些小事大发雷霆。另一方面，A 型性格的人雄

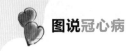

心勃勃，过于追求事业和功名，常常忽视个人的健康状况，不会享受生活的乐趣，不懂得如何照顾自己，使自己整天处于紧张和压力之中。相反，B 型性格的人，慢条斯理，不慌不忙，随和易处，没有争强好胜的压力，紧张之后能愉快地休息。

人在生活和工作中遇到精神刺激因素而处于紧张状态时，特别是一些强烈而持久的刺激，大脑皮层容易发生紊乱，植物神经功能失调，交感神经兴奋，儿茶酚胺分泌过多，使呼吸急促、心率增快、血压升高；同时会促进血小板聚集，增加血液黏滞性和凝固性，也可导致脂质代谢紊乱，血脂增高。植物神经功能失调还会导致冠状动脉收缩痉挛。如果人们长期反复地处于精神紧张状态下，极易形成冠心病。对于已经得冠心病的患者来说，情绪的波动会对病情起到推波助澜的作用，甚至关系到生死。因此，在生活和工作中，人们应当保持乐观的态度，精神放松，情绪稳定，遇事不急躁，减少冠心病的发生。而冠心病患者更需要保持良好的心理状态，逐步调节自己的情绪，改变不良的性格，延缓冠心病的进展。

第二个方面长期保持良好的心理状态。保持一个良好的心理状态不仅可减少冠心病的发生，还能延缓冠心病的进展，那么如何才能长期保持良好的心理状态？下面三个方法对长期保持良好的心理状态有益：

多读书。读书不仅可以陶冶情操、增长知识，还可以励志、提高文化修养。在闲暇的时间里，多读一些自己喜欢的书，特别是那些富有幽默感、趣味性、知识性、催人向上的书，这样既开拓了自己的视野又得到了乐趣。同时，在读书时，人们往往能够和作者的思想产生共鸣，这样人们的情感得以抒发，胸怀更加开阔，机体内的各项机能也会处于正常的循环中。

培养多种兴趣爱好。养成一些诸如养花、绘画、书法、钓鱼、弹琴、集邮等良好的兴趣爱好，对冠心病患者来说也是大有裨益的。在遇到不顺心的事、或者遭受挫折、困难时，把注意力暂时转移到这些兴趣爱好上来，不仅可以舒缓压力、平静大脑，还可以放松心情，使大脑处于清醒的状态，这样更有利于问题的解决。在这些兴趣爱好中，患者的生活更加充实，情感也得到了升华，忧虑和烦恼逐渐消失，有利于病情的好转和稳定。

少发怒。发怒是最不好的情绪表现，遇到烦心的事情光靠发怒是解决不了问题的，还会加重问题的复杂性。冠心病患者发怒的次数和程度更是关系到性命的安危，因此，冠心病患者要学会克制自己，减少发怒的次数，遇事要保持冷静，多开导自己，时常保持一颗宽容、豁达的心。遇事不要勉强自己，顺其自然就好，不要追求那些奢华的东西，更不能急躁发火。生活中要学会放松自己，忙碌之余听音乐、看报纸、下棋、和家人聊天等，学会适应不利的环境。

第三个方面精神过度紧张时应该采取的方法。人们在生活、学习和工作时，精神需要适度的紧张。但在正常的生活、学习和工作时过度的精神紧张或长期精神紧张，是有害于健康的。每个人都可以学会避免精神过度紧张的方法，下面四个方法有助于缓解精神紧张：

- 精神过度紧张时，选择一个安静的地方，将背靠椅子坐着，双腿平分开同肩宽，两手朝上放在大腿上，手掌半开，练习深吸气和深呼气，把注意力集中在呼吸上。
- 不要过分加快生活的节奏。不要让自己的情绪有多余的紧张和激动，要从容不迫、有计划地对待工作、学习和生活。
- 尽量放慢说话的语速，心平气和的交谈也会有很好的效果。同时也要注意走路时步速不要过快。
- 吃东西时不要太匆忙，在吃饭的时候不要读书、看报，也不要讨论工作、事务。

5. 老生常谈而又不得不谈的烟瘾患者

吸烟的人认为，吸烟可以让人在累的时候得到放松解脱，也可以在阒寂的夜晚、熬夜的时候，使困倦的大脑短暂得到兴奋和刺激。但实际上，烟草

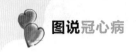

的危害性慢慢被科学所揭示，特别是吸烟瘾君子的反面教材，逐渐被世人所熟知，引起了越来越多人们的重视。

近年来，随着人们健康意识的不断提高，中国人口的吸烟率已呈现下降趋势。但由于基数过于庞大，目前的烟民总数仍超过3亿。2018年的统计数据显示，中国15岁以上人群吸烟率为26.6%，平均吸烟量为16支/天。每年有多达上百万人因吸烟引发的相关疾病而失去生命。对于慢性心血管、内分泌疾病患者来说，戒烟的重要性更为迫切。然而，很多患者明知这是在燃烧生命，却仍然无法下定决心戒烟，也不清楚应该如何戒烟。

吸烟最广为人知的危害就是损害人体的呼吸系统，引发慢性阻塞性肺病、肺癌，同时二手烟也会导致儿童哮喘的发生。事实上，香烟烟雾中的有毒、有害物质经过肺部进入人体血液循环后，将会快速渗透至人体的各个角落，损害全身所有的重要器官。开始吸烟的年龄越小，吸烟时间越长，吸烟量越大，心血管病和糖尿病的发病风险就越高。戒烟可明显改善慢性病的长期疗效，提升健康水平，延长患者的寿命。不管主动还是被动，吸烟都有很多危害：

首先，吸烟伤"心"。有研究数据显示，吸烟人群的动脉粥样硬化发生率及其相关疾病死亡率相较于不吸烟的人群成倍上升，并且与每天的吸烟量成正比，吸得越多伤害越大。同时，被动吸烟也是冠心病的危险因素。

其次，吸烟会损伤血管细胞，破坏血管组织的结构和功能，促使动脉粥样硬化斑块形成，使得管腔变窄，动脉血流受阻，引发多种心脑血管疾病，例如冠心病、脑中风（卒中）、高血压、外周动脉疾病等。同时，吸烟还会与其他心脑血管疾病的高危因素（高血脂、高血糖等）产生协同效应，令病情进展更加迅速。更可怕的是，吸烟还会影响降压、降脂药物的疗效。慢性心血管疾病患者如果不能尽早戒烟，将会导致药物治疗的效果大打折扣。

因此，吸烟是冠心病最重要的危险因素之一，无论是主动吸烟还是吸"二手烟"，都会促使动脉粥样硬化加速进展，使得冠心病的发病年龄大大

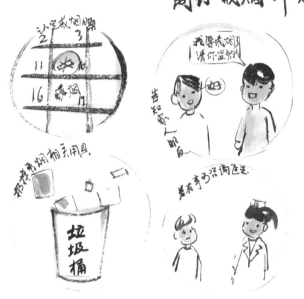

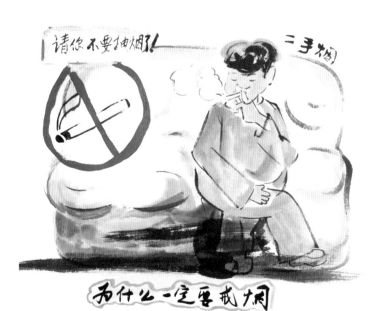

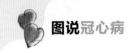

提前。冠心病患者在治疗的同时应该立刻戒烟，以免发生更为严重的心脑血管疾病。

其次，吸烟还会引发"糖尿病"。吸烟会干扰胰岛素的调控和分泌，抑制体内产生胰岛素的水平，扰乱糖脂代谢的动态平衡，增加2型糖尿病的发病风险。假如糖尿病患者继续吸烟，则会增加各种心、脑、肾等重要器官的并发症风险，严重影响生活质量和预期寿命。

面对吸烟的危害，有的吸烟者扬言："吸好烟危害小。"实际上吸烟没有"安全水平"。吸的每一支烟都会给患者自身和家人尤其是孩子，造成长期甚至终身的伤害。根本就没有安全的烟。"低焦油香烟""中草药香烟""电子烟"都具有成瘾性，只要吸进去都会损害健康，所以一定要坚决对吸烟成瘾说不。

6. 告别烟草，亲近健康

越早戒烟，越早获益。戒烟与健康呈正相关，与冠心病的风险降低呈正相关，有数据表明：戒烟1年后，冠心病的风险可降低50%；戒烟5年后，脑中风的风险显著降低，与不吸烟者基本相似；戒烟10年后，肺癌风险显著降低，仅有继续吸烟者的50%；戒烟15年后，冠心病的风险显著降低，与不吸烟者基本相似。

戒烟获益很大，但是吸烟者怎样更好地实现戒烟，这是摆在吸烟者面前的一个难题。吸烟有成瘾性，这是因为香烟里面含有的成瘾性毒素，例如尼古丁。尼古丁刺激大脑令人产生愉悦感，当尼古丁水平下降就会促使烟民继续抽烟补充尼古丁，从而让人产生对香烟的依赖性。很多烟民在戒烟过程中，会产生难受的戒断症状，例如烦躁不安、焦虑、心情低落、注意力不集中等。这种现象在初始戒烟的1个月左右最为强烈，随后会逐渐减弱，直至消失。制定戒烟计划，应该采取以下切实可行的措施：

· 明确吸烟的危害，强化主动戒烟的意愿。

· 延长吸烟的间隔时间，寻找适合自己的戒烟方式。

· 设定开始戒烟的日期。

· 明确告知家人、朋友和同事，自己已经开始戒烟。

· 扔掉所有香烟和相关的用具，做到眼不见心不想。

· 可以咨询医生是否使用戒烟药物或采取其他医疗措施辅助戒烟。

如果烟瘾发作，应该怎么办呢？

· 戒烟时烟瘾发作，可以尝试转移注意力。

· 深呼吸、眺望远方。

· 喝水、嚼无糖口香糖或吃东西。

· 出去散步、慢跑，或参加一些室外的休闲娱乐活动。

· 刷牙、洗脸。

· 与人聊天或观看电视节目。

目前，随着科学的发展，出现了一些戒烟药物。所谓戒烟药物，就是在它的帮助下，可以缓解戒断症状，有助于戒烟成功。但并非所有戒烟者都需要服用戒烟药物才能成功戒烟。常见的戒烟药物包括尼古丁贴片、尼古丁咀嚼胶等非处方药；以及盐酸安非他酮缓释片、伐尼克兰等处方药。务必按照医生的指导使用戒烟药物。

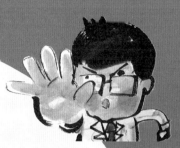

第七章

患冠心病的日子该怎么度过

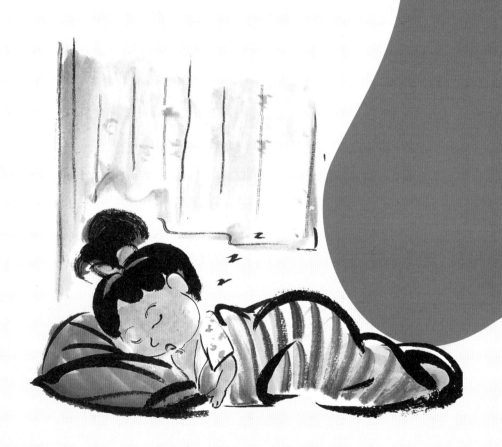

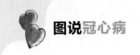

　　有些人得了冠心病后，虽然太阳每天照常升起，但是心情郁闷，什么也不敢做，什么也不敢吃，整天活在担惊受怕的世界里，有点草木皆兵的感觉；也有些人得了冠心病后，日出日落，春夏秋冬，抱着无所谓的态度，仍旧我行我素，大大咧咧。两种极端的做法，都是过激的行为。如果防范过度，整天胆战心惊，处处谨小慎微，生活失去了意义；但是如果得了冠心病之后，日常生活不采取特殊防范措施，很可能酿成大祸。

　　那么得了冠心病之后，日常生活里应该注意哪些方面呢，应该采取哪些特殊预防措施呢？这一章就带大家了解一下，有冠心病的日子里，应该怎么做才能活得既有生活，又有健康。

1. 得了冠心病的日子更需要养生

　　目前，人们注重养生，养生使人神情愉悦，延年益寿。得了冠心病的日子里，更应该养生。日常生活中，忽视养生，就会加重或者诱发冠心病发作。冠心病病人生活起居要尽量避免一切可引起心肌缺血的诱因，总体来说有以下几个方面：

- 起居有常：早睡早起，避免熬夜，临睡前不宜看紧张、刺激的电视、电影，临睡前不要喝刺激性饮料，比如浓茶、奶茶、咖啡、功能性饮料等。
- 身心愉快：精神紧张、情绪波动可诱发心绞痛，应忌暴怒、惊恐、过度思虑以及过喜。培养种花、养鱼等良好习惯以怡情养性，调节自己的情绪。
- 饮食调节：过多摄入脂肪、糖类会促进血管壁的胆固醇沉积，加速动脉硬化。因此饮食宜清淡，多食易消化的食物，少食多餐，晚餐量要少，肥胖者更要控制摄食量，以减轻心脏负担。
- 戒烟限酒：吸烟是造成心肌梗死、中风的重要因素，应绝对戒烟。少量饮啤酒、黄酒、葡萄酒等低度酒可促进血液流通，气血调和，但不应饮烈性酒。

- 劳逸结合：避免过重体力劳动或突然用力，不要过度劳累。走路、上楼梯、骑车宜慢，否则会引起心率加快、血压升高，诱发心绞痛。饱餐后不宜运动。
- 适当休息：当心绞痛发作时应立刻休息。明确心肌梗死后应绝对卧床休息，平卧位。两周内病人一切生活活动均应由旁人帮助完成，严禁自己翻身，因为翻身会增加心脏负担，造成心肌梗死部位心脏破裂或心脏骤停。宜在床上进行大小便，保持大小便通畅。
- 体育锻炼：长期卧床对心脏恢复也不利，病情稳定后，遵医嘱适当体育锻炼可促进血液循环，改善心功能。体育运动应根据各人的身体状况和兴趣爱好选择，如打太极拳、乒乓球、健身操等，要做到量力而行。冠心病病人应避免重体力劳动、竞技性运动，以及屏气用力动作，如推、拉、举、用力排便等。
- 积极治疗：坚持必要的药物治疗，对加重冠心病病情的疾病如高血压、糖尿病、高脂血症等都须加以控制。

2. 几个对身体有害的坏习惯

冠心病病人，日常生活中，不能我行我素，应该按照冠心病的防治原则严格要求自己，特别是以下几个平时不注意的方面，它们都是对身体有害的坏习惯：

- 切不可轻视熬夜对身体的危害。熬夜会增加高血压的发病风险。这是因为在正常情况下，人体的血压是呈现周期性的规律变化，一般白天高、夜间低。假如晚上熬夜没有睡觉，而是忙于工作、应酬或其他事情，夜间的血压就会因为神经兴奋等原因而升高，打乱了正常的血压变化规律。此外，熬夜往往还伴随着吃夜宵、抽烟、大量喝咖啡等不良生活习惯，进一步造成体内物质代谢和周期调控的紊乱，更加提升

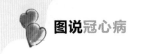

了高血压的风险。而且，由于缺乏足够的睡眠，熬夜还会影响精神状态，比如容易急躁、紧张或焦虑等。

短暂的繁忙和熬夜会导致血压暂时性升高，而长期处于快节奏、超负荷的工作和生活中，则会对血压稳定造成极大的不利影响。如果一直得不到良好的休息，血压就可能从暂时性升高转变为持续性升高，并对心、脑、肾等各个重要器官的功能形成一定程度的损害。

所以，从保持长期健康的角度考虑，无论是生活还是工作，都要做到张弛有度，合理安排好作息时间，从而让血压得到良好的控制，避免高血压的发生或进展。

规律作息、避免熬夜可以降低高血压风险。假如身体长期处于超负荷运转，会对血压稳定造成极大的不利影响，甚至损害到心、脑、肾等重要器官。

· 没有节制的饮酒。限制饮酒应该控制到多少量？喝酒有害健康已经成为一个公认的常识。假如冠心病患者仍然沉迷于酒精，那么心血管疾病的急性发作和死亡风险将成倍上升。所以，医生在患者出院时都会建议转变生活习惯，其中戒烟限酒是确保身体健康状态的基础条件。

限制喝酒并不是指不要喝醉，而是真正的严格限制饮酒量。

对于没有喝酒习惯的人，目前，没有确凿的证据表明喝酒有益于心脑血管健康。国际共识认为不喝酒最有利于身体健康，没有所谓的"安全饮酒量"，喝酒越多对身体的损害就会越大。所以，最好不要喝酒。尤其不建议出于防治心脏病的目的喝酒，包括任何原料酿制的酒类或含酒精的饮料。

对于有长期喝酒习惯的人，成年男性：每天饮用的酒精总量不能超过 25 克；成年女性：每天饮用的酒精总量不能超过 15 克。酒精总量可以根据公式计算：酒精量（克）＝喝酒的毫升数 × 酒精度数 × 0.8。冠心病患者最好能做到戒酒；实在不行，也一定要严格限量。正所谓"美酒虽好莫贪杯"，坚持健康的生活方式是为了长久的身心获益。

· 大起大落的情绪波动。冠心病病人应采取平衡的心态面对疾病，一个人的心态很关键，过激或者过缓都是不正当的做法。

　　当被诊断为冠心病后，既不要担心害怕，也不要无所谓。因为紧张害怕只能加重冠心病，而无所谓满不在乎的行为，会使冠心病得不到有效控制。有些人认为得了冠心病后吃上药就万事大吉了，而忽略了生活方式的改变，甚至一边吃药，一边继续高脂饮食、抽烟，也不体育锻炼，这样不仅不会有效控制冠心病，还会加重病情的进展。

3. 早睡早起对冠心病患者大有益处

早睡早起身体好，虽然是一句老话，但是对于冠心病人来讲，确实大有益处。一日之计在于晨，清晨是很重要的，那么清晨第一件事情，起居显得尤为重要。对于冠心病病人，在清晨起居方面应注意下面五点：

· 在清晨睡醒后，不要急于起床，要采取仰卧姿势，静卧数分钟，同时可用手在胸部做自我按摩，然后轻轻活动四肢，待感觉舒适时再起床。

· 起床时先慢慢坐起来，然后再缓缓下床，从容不迫地穿衣，使刚从睡梦中醒来的身体逐渐适应日常生活。早上睡醒时先在床上躺 30 秒，然后在床上坐 30 秒，再将双腿放下 30 秒，最后穿鞋起身行走。目的是逐渐唤醒心血管功能，预防跌倒，避免发生心源性猝死。

· 洗漱时，宜用温开水，尤其是在寒冷的冬天，骤然的冷水刺激可致血管收缩、血压升高，并可能诱发心绞痛。

· 晨起后最好喝一杯白开水。经过一夜的代谢，血液黏稠度增高，饮水可稀释血液，促进血液中的代谢废物尽快排出。清晨是冠心病发病的高发期，许多病人在起床后突发冠心病，原因之一是经过一夜代谢，体内水分变少，血液变稠。

· 在大小便时要放松，轻轻用力，切忌急于排空而用力屏气，便后也不
要骤然站起。

要想起得早，必须早睡，更要睡得好，冠心病病人怎么能睡个好觉，让
第二天更精神饱满呢？应该从以下 5 个方面做起：

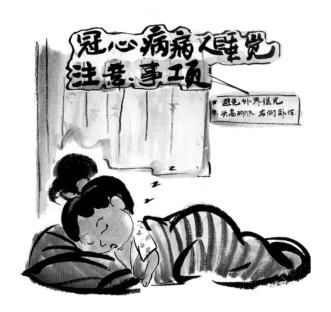

· 对周围环境的要求。睡眠时避免外界强光、声音惊醒，避免身体受
凉、热刺激，避免手置胸部压迫心脏。正确的睡觉姿势是：头高脚
低，右侧卧位。头高脚低可减少回心血量，减轻心脏负荷，有利于心
脏休息。右侧卧位可使睡觉时心脏不受压迫，同时还可防止舌后坠阻
塞呼吸道引起的打鼾，保持呼吸通畅。

· 枕头的重要性。枕头不要过高，血脂过高的人，血液流动速度多比正
常人慢，在睡眠时则更慢。如果再把枕头垫高，那么流向大脑的血液
就会减慢、减少，就容易发生脑梗塞。

· 晚饭切忌过饱。晚饭不要吃的过饱，因为进食后胃肠蠕动增强，血液
流向了胃肠部，而流向头部、心脏的血液减少，也会增加冠心病、脑

梗塞发作的风险。

· 不容轻视的被子。冬天在保暖的前提下，尽量不要加盖厚重棉被，将厚重棉被压盖人体，不仅影响呼吸，而且会使全身血液运行受阻，容易导致脑血流障碍和缺氧，使脑静脉压和脑压升高。

· 睡觉前的用药问题。睡前不要服用大量安眠药及强效降压药，这些药物会不同程度上减慢睡眠时的血流，使血液黏稠度相对增加和冠状动脉供血不足，容易导致冠心病或脑梗的发生。

不能睡一个好觉，折磨人的失眠，让人痛苦不堪，尤其对于冠心病患者更是苦不堪言，可能存在诱发冠心病发作的危险。面对失眠，得了冠心病的病人应该怎么办？睡眠是人类不可或缺的正常生理活动，好的睡眠有助于消除疲劳，恢复精力与体力。失眠对冠心病患者有较大的负面影响，可使交感神经过度兴奋、血管内皮功能紊乱、糖脂代谢异常等。那么冠心病患者失眠应该怎么办？有没有助眠的好方法呢？可以尝试用下面七个方法进行治疗：

· 睡前不要饮食。如果睡前吃东西，就会刺激胃肠消化功能的再度复苏，给睡眠带来一定的负荷，直接会影响睡眠质量。

· 保持良好的睡眠环境。开灯睡觉是一个很不好的习惯，灯光很容易让人被惊醒，还有可能会导致心神不宁。保持适宜的环境温度有利于睡眠，过热、过冷都会刺激身体不适从而影响睡眠。安静的睡眠环境也有助于睡眠，嘈杂或者睡前听激烈的音乐会使人的情绪兴奋或不安，直接影响睡眠。

· 保持正确的睡前行为。睡前应该尽量做一些可以使人情绪放松和舒畅的事，避免过度用脑，以利于身心安静，促进睡眠。

· 保持正确的睡姿。右侧卧睡眠姿式是最科学的睡眠姿势，不正确的睡眠姿势无法让身体的肌肉放松，让肌肉处于紧张的状态，睡眠质量不好容易多梦，所以一定要注意睡眠姿势。

· 增加运动。运动会造成身体疲惫，人会感到困倦，所以运动完会感到

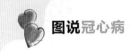

夜间会睡得更好。对于长期失眠者，可以试试用运动改善睡眠质量。

· 行为、认知、心理治疗。通过改变睡眠环境和睡眠习惯以达到改善睡眠质量的目的，睡前尽量避免饮用兴奋性饮料如咖啡、浓茶等，避免饮酒、剧烈运动，避免在睡眠环境进行与睡眠无关的运动。

· 药物治疗。如果通过以上自我管理后仍失眠，可用药物治疗，但会产生一定的依赖性。目前常用的镇静助眠药物有第二代苯二氮䓬类药物如地西泮、氯硝西泮、艾司唑仑、阿普唑仑等，以及第三代苯二氮䓬类药物如唑吡坦、佐匹克隆及其衍生物。此类药物能够有效缩短睡眠时间、增加深睡比例、减少浅睡时间，改善患者的睡眠质量。

4. "打呼噜"时的呼吸暂停与冠心病的关联

首先谈谈什么是睡眠呼吸暂停综合征？睡眠呼吸暂停综合征指每晚 7 小时睡眠中，呼吸暂停或低通气反复发作 30 次以上，或睡眠呼吸暂停低通气发作超过每小时 5 次。临床上分为三种类型：中枢型睡眠呼吸暂停综合征（CSAS）、阻塞型睡眠呼吸暂停综合征（OSAS）、混合型睡眠呼吸暂停综合征（MSAS），这三种类型中以 OSAS 最常见。

睡觉时为什么会发生呼吸暂停呢？正常人在吸气时，空气通过咽喉部进入到肺部，气流须经过柔软而有弹性的咽部组织。白天清醒时，这些组织周围的肌肉相对紧张而将咽部组织拉紧，使之不会堵塞气道。夜晚睡眠时，肌肉放松。在正常情况下，咽部位置仍正常，气道可以保持畅通，允许气体自由的进出。

如果咽部组织肥大或肌肉在睡眠时过于松弛，则气道可能会部分受阻。当气流从鼻或口经过这个狭窄部位时，咽部结构产生振动并彼此共振，由此产生人们熟悉的"呼噜"。如果咽部结构将气道完全阻塞，气流完全无法进入肺部，此时就会出现呼吸暂停。由于肺部不能得到新鲜空气，大脑会将身体短暂唤醒到刚刚能够收紧咽部肌肉的程度，从而解除气道阻塞，伴随一个很响亮的喘息声，呼吸恢复正常。该过程循环往复，使呼吸变得很浅并且支离破碎。当你早上醒来时，也许意识不到这些过程，但会感到十分疲劳。

　　由于长期缺乏新鲜空气，导致血氧浓度降低，血液黏稠度增加，你的肺部、心脏及其他器官会受到损害，从而引起冠心病、中风等并发症。有研究显示，约 50% 的睡眠呼吸障碍患者患有高血压，他们突发心血管意外的概率是正常人的 8.5 倍。

　　睡觉"打呼噜"的危害，就与睡眠呼吸暂停综合征有关。有调查表明，长期打呼噜的人很有可能患有睡眠呼吸暂停综合征，大约 5 个打呼噜的人中有一个人患该病，全世界每天大约有 3 000 人死于睡眠呼吸暂停综合征，而几乎所有患该病的人都有睡眠时打呼噜的病史。打呼噜严重可能会引发人们意想不到的危害，重度患者甚至有"猝死"风险。

　　如何预防睡觉打鼾及睡眠呼吸暂停呢？由于睡眠呼吸暂停综合征病因复杂，与呼吸、心血管、神经系统和耳鼻喉关系密切，身体较胖、脖子短或粗大以及年龄大的人要格外注意。要预防睡眠呼吸暂停，主要注意以下几点：

- ·采取侧卧位睡眠。采取侧卧睡眠，可以防止咽部组织和舌后坠堵塞气道。它还可以减轻腹部、胸部、颈部的额外重量造成的气道压力，有助于改进打鼾症状甚至治疗睡眠呼吸暂停。

- ·避免饮酒和服用某些药物。酒精和一些药物如镇静剂、安眠药以及抗组胺药物会使呼吸变得浅慢。它们还使肌肉比平时更加松弛，这使得咽部的组织更容易阻塞气道，而这些变化会加重鼾症及睡眠呼吸暂停。如果你打鼾，最好不要睡前饮酒。

- ·定期锻炼，减轻体重。肥胖会使打鼾加重，额外的体重给肺部及颈部的组织施加压力从而使得呼吸变得更加困难。减掉一些体重会有助于呼吸，而减至理想的体重可能治愈打鼾和睡眠呼吸暂停综合征。

- ·保持鼻部通畅。如果患有过敏、鼻息肉或其他会造成鼻腔阻塞的疾病，对这些疾病的治疗将有助于打鼾或睡眠呼吸暂停的改善。如果你

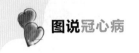

吸烟，请尝试戒掉，因为吸烟会刺激你的鼻腔，使已经阻塞的鼻腔和呼吸道变得更加糟糕。

· 持续正压通气（呼吸机辅助通气）。它是治疗中到重度睡眠呼吸暂停综合征的首选方法，通过提供足够的正气道压，保持呼吸道通畅，从而减轻症状和改善睡眠质量。

5. 为什么冠心病患者的喝水大有学问

喝水虽然是一个人人都离不开的生活琐事，但是对于冠心病病人来说，却是一个不容忽视的大问题，里面大有学问。

首先要注重其夜间的喝水问题，冠心病病人夜间如何饮水？冠心病病人夜间饮水非常重要，夜间皮肤蒸发、口鼻呼吸及排尿等原因，人体流失部分水分，夜间血液黏稠度升高，血流速度减慢，易形成血栓导致冠心病的症状发作。喝水有助于稀释血液，促进血液循环，预防冠心病症状发作。

夜间应适当喝些水（200毫升左右），临睡前半小时喝一杯温开水，有助于降低血黏度。睡到半夜如果起来也可以喝一杯温开水，如果是容易流汗的人，或者是有腹泻的，更要多喝水，及时补充身体水分。

但需要指出的是，并不是所有的冠心病病人都适合睡前饮水。对于已患有心肌梗死、或冠心病合并心衰的患者，睡前大量饮水可能导致心力衰竭夜间发作，表现为睡觉被憋醒，被迫端坐呼吸。严重者会有大汗、呼吸困难、咯粉红色泡沫痰等症状，需紧急送往医院抢救。

如果冠心病发展到心衰，医生常常会嘱咐，一定不能多喝水，为什么不能多喝水？喝水是维持生命体新陈代谢的重要一环，水在人体内直接参加氧化还原反应，促进各种生理活动和生化反应的进行，没有水就无法维持血液循环、呼吸、消化、吸收、分泌、排泻等生理活动，体内新陈代谢也无法进行。但是，有一些心功能较差的或者心衰病人在住院时，医生会交待病人少喝水，这是为什么呢？

这是因为喝水越多，血容量就越大，血容量超负荷就会成为急性心衰发作的常见的重要诱因。心脏负担越重，心衰发作的风险就越高。心衰病人早期的首发症状是双下肢水肿，即用力按压可出现小的凹陷，除了水肿，有的病人还会出现全身无力、腹胀、不想吃饭等不适。当出现心衰症状时就需要限制水分的摄入，必要时还要使用利尿的药物，保证心衰病人每天出入水量呈负平衡，即排出水量多于摄入水量，但同时要注意监测钾离子水平。

要控制喝水，这里就要知道一个概念：出入水量。出入水量一般指的是24小时出入量，即24小时内进出人体的液体量。入量指进入人体的所有液体，包括喝的液体（水、粥、汤等）、食物分解代谢产生的水。出量分为显性失水量和隐性失水量，显性失水量包括尿量、粪便量和其他排出液体量（引流液、呕吐液、渗出液等），隐性失水量包括皮肤蒸发与呼吸时的水，正常人每天隐性失水量约为850ml。正常成人理想的24小时液体出入量分别为2 000ml～2 500ml。

准确记录出入水量，对于冠心病病人，特别是心衰患者尤为关键。在平常的记录当中，需要注意：①用有容量刻度标记的专用器皿记录患者饮水量；②需冲服的食物或药物应量好水量再加溶质（仅记含水量）；③准备带有刻度的小便器，这样就可以准确记录小便量；④计算粪便量时，正常粪便量100～300g/天，含水量约150ml。若为稀水便（含水量80%～95%）应使用量器；⑤对于难收集的或需要进行换算的，记录比较困难的出量我们也要引起重视。如：尿失禁、出汗、切口渗液、发热、气管切开、呕吐腹泻等。

上述所述，记录出入水量对冠心病尤其心衰患者有重要意义。出入水量是反映机体内水、电解质、酸碱平衡的重要指标，通过对患者出入水量的观察及规范记录24小时出入水量，可直接了解病人的病情变化，进而协助医生进行诊断、制定治疗方案。有效地控制了因液体量过多或过少对患者治疗造成的不良后果，可以减少心衰等并发症的发生。

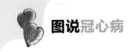

6. 冠心病病人可以有性生活吗

性是人类的生活中不可或缺的一部分，冠心病病人自然也离不开性生活。每当冠心病病人经过搭桥治疗出院的时候，总会问："我还能有性生活吗？"这个时候，作为医生，会明确告诉他们，当然还能过性生活。但是，冠心病病人肯定有其特殊性，那么又该如何安全地过性生活呢？

冠心病如何过性生活，是众多冠心病病人关心的问题。性生活是一个全身兴奋的过程，可使心率、呼吸加快，血压升高，耗氧量增加，冠状动脉供血相对不足，易发生心绞痛或心肌梗死，故应严格节制。事实上，在性生活过程中突发心肌梗死的大有人在。因此对于冠心病患者应节制房事，但并不意味着绝对不能有性生活。和谐的性生活可使病人情绪稳定，心情舒畅，增强战胜疾病的信心，促进康复。

在冠心病稳定期的病人可进行性生活，在心肌梗死完全恢复后，性生活宜控制在每月 1～2 次。在性生活开始前要做好一些准备工作，在性生活前不要吃得过饱，不要饮酒，在床头放上硝酸甘油等药品，以备急用。当冠心病病人出现以下情况时要立即停止性生活或不宜性生活：

· 感到心悸、心率显著加快，呼吸急促。

· 感到胸闷，胸痛。

· 突然感到头晕、心悸、精神恍惚。

· 性生活后失眠或第 2 天感到非常疲乏。

对于严重冠心病病人，尤其是急性心肌梗死，应禁止性生活。

总之，冠心病病人的性生活要根据自己的身体情况而定，注意强度和次数。只要掌握恰当，冠心病病人还是可以享受性生活的。

为了增加性功能，目前市面药房出售非处方药，就是大家都知道的"伟哥"。但是，冠心病患者应慎用"伟哥"等壮阳药，为什么呢？冠心病患者通常会服用硝酸酯类等药物改善心脏供血，当冠心病患者再吃上如"伟哥"等壮阳药时，可产生强烈而广泛的扩血管的作用，患者会出现明显的头疼、头晕症状，严重时可导致低血压、休克，甚至死亡。

7. 为什么冠心病病人在冬天容易心肌梗死

一到入冬，特别是进入数九寒天的腊月，大街上常常是救护车呼啸而过，医院急诊科走廊上加床成为常态，需要紧急救治的病人明显增多，这说明冬天是疾病的高发季节。在这些被病魔折磨的急诊病人中，心肌梗死患者首当其冲，这是为什么呢？冠心病病人冬天心梗，更为常见的原因，可能包括以下几个方面：

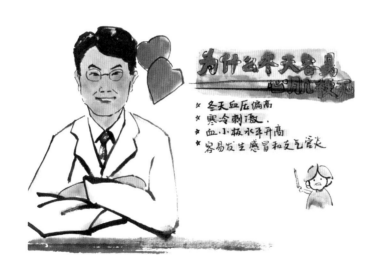

- 冬天血压偏高：很多高血压患者都发现，在冬天测量的血压值会比夏天上升，甚至个别人存在 20mmHg 左右的差别，而血压上升就是引起心肌梗死的重要诱发因素。
- 寒冷刺激：冬天气温低，使人体交感神经兴奋，同时儿茶酚胺等激素类物质分泌增加，进而引发冠状动脉收缩痉挛，加重心肌缺血，甚至

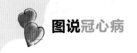

导致粥样硬化斑块破裂，形成血栓引起心肌梗死。

- 血小板水平升高：在寒冷状态下体内的血小板水平会上升，这也是诱发心肌梗死的一个重要因素。

- 同时，在冬天常易发生感冒和支气管炎，这对冠心病病人十分不利，常常是引发心肌梗死的主要诱因。

冠心病病人冬天容易心肌梗死，那么为了减少冬天的心肌梗死发生，冬天预防心肌梗死应注意以下事项：

- 根据气温的变化，尤其是寒流和冷空气侵袭、气温骤降时，随时调整着装，保暖御寒，要多穿衣服，以防身体着凉受冻。

- 寒冷天气，最好不要外出。

- 冠心病患者不要突然离开温暖的房间，进入寒冷的空间。应先在楼门内、楼梯口等处停留片刻，以适应冷暖的转换。增强御寒能力的锻炼。

- 当天气晴朗、气温不太低时，可有意识地增加室外活动和室外逗留时间，提高御寒能力。

- 积极防治感冒、气管炎等呼吸道感染。

8. 冠心病病人饭后不能做的几件事

俗话云"茶七，饭八，酒十分"，显示中国的待客之道，但是冠心病病人在喝茶、吃饭等方面有更严格的要求。去医院就诊，对着冠心病病人，医生常常叮嘱，饭吃七成饱最好，为什么饭不能吃到十成饱呢？主要有以下三个原因：

- 冠心病病人心脏功能已经减弱，饱餐本身又加重了心脏负担。

- 胃肠道血管极其丰富，进食后，因消化和吸收的需要，血液大量进入胃肠道，腹腔脏器处于充血状态，心肌供血会相对不足；

- 过饱使胃膨胀，腹腔压力增高，横膈上移，心脏回流血液减少，进一步影响心脏功能。

冠心病病人的饮食很重要，特别是早餐，早餐应该怎么搭配？冠心病病人的早餐搭配最好是：大约 1/2 是蔬菜和水果，以绿叶菜最为适宜，水果则可以选草莓、西红柿、火龙果等对血糖影响较小的品种；1/4 是富含蛋白质的食物，例如瘦肉、鱼虾、蛋类和豆制品；还有 1/4 是主食，以杂粮为宜，减少精制米、面的比例，适当添加红薯、紫薯、玉米、粗粮馒头或全麦面包等。尽量避免稀饭、稀粥、糯米制品或各种油炸食物。另外还要喝一杯低脂 / 脱脂、无糖的牛奶或酸奶。

刚吃完饭，很多人喜欢运动，以为吃饱了正好消消食。还有人会点上一根烟，在烟雾弥漫中享受一种快感。殊不知，饭后这些做法都是错误的，尤其是对于冠心病病人。那么，饭后应该注意哪些问题呢？

- 饭后一支烟。俗话说"饭后一支烟，赛过活神仙"，但事实上，应该说"饭后一支烟，危害大无边"才对。我们在吃饭后，身体的消化系统全面进入消化、吸收状态，此时胃肠蠕动加速、血液循环加速、心率加速，同时人体对烟雾的吸收能力也加强了。此时如果吸一支烟，堪比其他时段吸 10 支带来的危害，以心肺为首的多个器官都会跟着遭殃。正确的做法是：早日戒烟，如果做不到，可从戒掉饭后一支烟开始。

- 饭后喝冷饮。很多人习惯吃饭时或吃饭后喝冷饮，尤其是在吃火锅或辛辣食物的时候。此时，大量喝进冷饮，会刺激我们的血管、胃肠收缩，引发血压波动、血管痉挛、心肌缺血、肠痉挛等。对于血管自我调节能力差的人群，在遇到这忽冷忽热的刺激后，容易发生心血管意外。正确的做法是：用羹汤、温水代替冷饮，夏季可选择一些清凉解暑的饮品，冬季选择一些暖胃、驱寒的饮品。

- 饭后喝茶。喝茶是个很好的养生习惯，可以降低血液的胆固醇含量、血脂浓度，防止动脉硬化、高血压、脑血栓等心脑血管疾病。很多人习惯饭后喝茶，希望清口解油腻，殊不知茶叶中含有鞣酸和茶碱，它们不但会抑制胃酸分泌，影响食物消化，还会与食物中的蛋白质产生

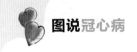

凝固作用，吃的蛋白质越多，喝的茶越浓，这一情况就越严重。有研究显示：饭后饮用 15 克茶叶冲泡的茶水，会使食物中铁的吸收量降低 50%。因此，饭后喝茶不仅不利于健康，还会影响身体对食物的消化和营养吸收。正确做法：食物在胃的消化时间大约为 30 分钟或更长，一般来说，饭后半小时之后再开始喝茶，就可以很大程度上将茶水的不良影响降低。如果是喜欢喝浓茶的人，最好将这个时间再延长一些，将饮茶时间延至饭后 1 小时之后。

· 饭后松腰带。吃饱后松松腰带，也是很常见的饭后小动作，一般都是吃的太饱，想减小胃部束缚感。但是这一个简单动作会使腹腔内压突然下降，此时消化道的支撑就会减弱，消化器官和韧带负荷增加。很容易发生肠扭转，甚至引起肠梗阻。正确做法：养成吃饭细嚼慢咽，饭吃 7 分饱的习惯，特别是饱腹感出现比较缓慢的人，吃饭速度一定不能快，否则当你感觉到饱腹感的时候，实际上已经吃过量，摄入过多的食物转化成脂肪囤积在身体中也容易导致体重、体脂超标。

· 饭后百步走。有句俗话讲"饭后百步走，活到九十九"。特别是晚饭后，很多人吃完饭就会去遛弯儿，但事实上，这里说的"饭后百步走"并不是吃完饭就去走路，很多人都做错了。饭后盲目的马上运动，会让正处于消化高峰期的胃肠器官无法得到充足的血液供应来完成初步消化。对于患有高血压、冠心病等心血管疾病的患者还会带来更大的心脏供血负担。正确做法：吃完饭后不要马上运动，但也不要立即坐下或躺下，可以保持站立，既不会影响消化，又不会囤积脂肪。待休息 30 分钟以后，此时胃的初步消化基本完成，血液的需求量降低了，再进行散步等活动。

· 饭后洗澡。饭后洗澡、蒸桑拿、泡温泉，相信很多人都这样做过，但很多人却不知道这会对身体造成很大的负担。洗澡时皮肤毛细血管扩张需要血液供应，此时刚吃过的饭食在胃部消化也需要血液，血液总量有限，就会促使心脏不断做功以满足身体需求，大大增加了心脏的负荷，同时也会影响到消化。正确做法：饭后 1~2 小时之后再去洗澡，特别是患有心脑血管疾病的人群，浴室高温缺氧的环境更容易引起大脑、心脏的缺血，诱发猝死。

9. 冠心病病人冬天洗澡的学问

冠心病病人洗澡，特别是冬天洗澡，里面大有学问。首先，冬天洗澡不宜冷水浴。冷水浴包括冷水淋浴、冷水擦身、冷水浸浴及冬泳等形式。冷水浴可增强体质，提高抗寒能力，推迟衰老、防治疾病。然而对冠心病病人来说，不适当地进行冷水浴常可导致严重的不良后果。有的病人第一次冷水擦身就诱发严重的不良后果；还有的因天气炎热，出了大汗后，立即进行冷水浴而诱发了急性心肌梗死。这是因为冠状动脉遇到突然寒冷的刺激，引起冠状动脉收缩痉挛，导致心肌缺血、缺氧，发生心绞痛和心肌梗死。因此，冠心病病人不宜冷水浴，尤其冬天不宜冷水浴，否则等于雪上加霜。

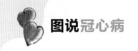

刚才讲述了冠心病病人，冬天不能洗冷水澡。即使对于普通人，尤其对于怕冷的人来说，冬天的一大乐事就是睡前洗个热水澡。然而，对于冠心病患者，洗热水澡这件事也有讲究，也不可以随心所欲。冠心病病人冬天洗热水澡应该注意下列事项：

· 水温不要过高。天气寒冷的情况下，人的血管收缩，血压较高，这时候如果突然进入高温环境必然引起血管扩张，血压迅速下降，高血压、冠心病患者就容易发生一过性脑供血不足，昏厥的可能性很大。因此，冠心病患者在冬天洗澡，水温最好与体温相当，浴室温度应保持在 20℃至 25℃，以减少对身体的刺激。

· 洗澡时间不宜过长。冬季洗浴间的水蒸气较多，如果洗浴时间太长，也可能造成大脑缺氧，导致诱发心脑血管疾病。专家建议，洗澡时间在 15 分钟左右即可，尽量不要超过半个小时。要注意洗浴间的通风，避免蒸气过多导致缺氧。

· 空腹或饱餐后不宜洗澡。患者在空腹的情况下不能洗澡，因为在洗澡时会消耗较多的能量，容易出现危险。饱餐后也不适宜洗澡，因为饭后肠胃开始工作，腹腔脏器处于充血状态，因此心肌的供血就会相对不足，心脏的负担较大。此时洗澡就会加重心脏缺血的程度，甚至发生心绞痛或猝死。因此，冠心病患者不能在饭后 1 小时之内洗澡。另外，心脏病患者洗澡前可以先喝点水来促进血液循环，补充全身血液容量。

· 运动后不宜马上洗澡。在剧烈运动时，皮肤要不断地向外散发热量，所以皮肤血管比正常时要明显扩张，并且在运动后的很长一段时间内都处于这种扩张状态。这时，皮肤血管的血流量也会明显增多，这样一来，身体其他地方的血流量就会相对减少，表现为血压比较低。如果此时洗澡，会刺激皮肤，皮肤的血管会进一步扩张。皮肤血管的血液会进一步增多，而其他地方的血流量则会进一步减少，血压会趋向于更低，如果情况严重，会引起脑缺血心肌缺血。

· 情绪出现波动时不宜洗澡。洗浴时如果情绪过于激动，冠状动脉可能发生痉挛，心肌的供血量减少，从而导致心肌梗死。因此，冠心病患者情绪波动较大时不宜洗澡。

· 此外，冠心病病人最好不要去澡堂洗澡，万不得已时一定要有人陪同，洗完后需休息片刻再离开；在家洗热水澡，浴室也不宜反锁，以便于家人随时关注情况。在洗澡过程中，动作要舒缓，避免体力消耗过大。一旦出现头昏眼花、胸闷不适、心前区隐隐作痛等先兆症状，应立即停止一切活动，不要随意挪动地方，保持心情平静，并取出急救药品。

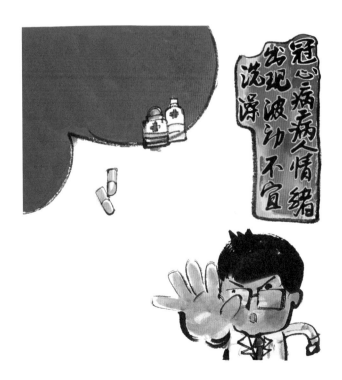

冠心病病人情绪出现波动不宜洗澡

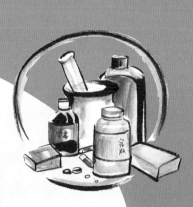

第八章

得了冠心病该
怎么治疗

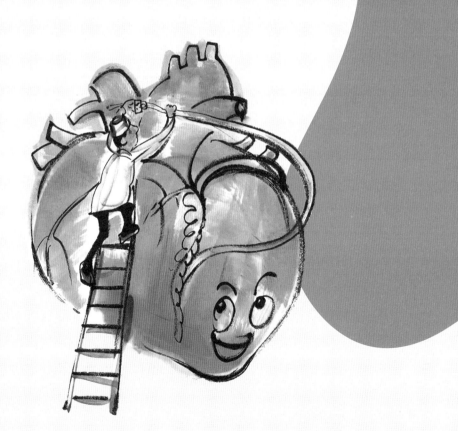

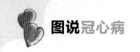

得了冠心病，就会急病乱投医，有些甚至找偏方；有的讳疾忌医，不进行积极治疗。这两种情况，都可能延误了冠心病的治疗时机。得了冠心病，应该怎么治呢？

冠心病的治疗通常遵循 ABCDE 原则。A 代表抗血小板药物（anti-platelet drug）、抗心绞痛药物（anti-angina drug）和 ACEI/ARB 类药物。B 代表 β 受体阻滞剂（β blocker）和血压控制（blood pressure control）。C 代表戒烟（cigarette quitting）和血脂控制（cholesterol lowering），D 代表合理饮食（diet）和糖尿病控制（diabetes control）。E 代表积极锻炼（exercise）与患者教育（education）。

冠心病的治疗除了遵循上述的 ABCDE 原则外，还有经皮冠状动脉介入治疗、外科治疗（冠状动脉搭桥术）。具体采用何种治疗方法要根据每个病人的病情具体情况具体分析。

1. 不可或缺的冠心病药物治疗

药物治疗是冠心病最基本的治疗方法。冠心病只要发作过，在此之后患者就必须为了预防再次发作而长期服药，并一直与冠心病"和平共处"。而且，很多时候，需要同时服用多种药物。

冠心病病人的药盒中，需要常备的治疗冠心病药物，有以下 9 类：

· 抗血小板药物。心肌梗死的特点是，冠状动脉管腔的粥样斑块在各种诱因的作用下突然破裂，血小板为了修复破裂处而凝聚在一起，进而形成血栓，而血栓则会堵塞冠状动脉引起心肌梗死。阿司匹林、硫酸氯吡格雷、替格瑞洛等抗血小板的药物可抑制血小板发挥作用，使血小板不聚集，防止血液凝固，从而抑制血管内血栓形成。但它主要的副作用是出血后很难止住，还可能有消化道出血的风险。

服用抗凝药治疗中的几个常见问题：

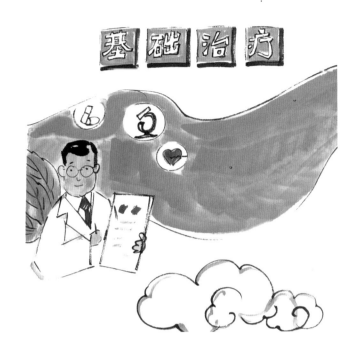

阿司匹林引起胃肠道不舒服怎么办？通常冠心病患者都要坚持服用抗血小板药物。抗血小板药物中，阿司匹林比替格瑞洛、氯吡格雷更容易引起胃肠道不良反应。如果病人本身患有胃肠道疾病或在用药过程中感觉胃肠道不舒服，一定要及时告诉医生，医生通过对患者的情况进行评估，然后调整用药方案，比如加用质子泵抑制剂或胃黏膜保护剂等，以免胃部损伤。如果发生了消化道出血等严重不良反应时，则需要到医院进行救治，由医生决定患者是否需要停止服用阿司匹林或换用其他抗血小板药物治疗。所有用药方案的调整一定要在医生的指导下进行，尤其是接受过心脏支架植入的患者，千万不能擅自停药或减量，以免造成支架部位再次堵塞等严重不良后果。

支架或搭桥术后牙龈出血或大便发黑是怎么回事？冠心病患者在支架植入或搭桥术后，都要坚持服用抗血小板药物。这是因为为了维持支架内或桥血管血流的通畅，通常要在术后规律服用抗血小板药物。正常情况下，一旦发现有皮肤、黏膜损伤或血管内斑块破裂，血小板就会立刻呼朋唤友，奋不

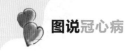

顾身地填补缺损部位，形成血栓，起到止血作用。而抗血小板的目的是抑制血小板聚集，避免在支架或者桥血管内再次形成血栓，造成支架或桥血管狭窄。抗血小板药物会使血小板的功能受到抑制，会影响到全身各部位的止血功能，就容易出现牙龈出血、大便颜色发黑，这都是局部黏膜破损出血而血小板未能及时修补所引起的。如果未能得到及时治疗，少数情况下会有大出血的风险。当出现牙龈出血或大便发黑时，要及时去医院就诊，及时调整药物的用量。

· 抗心绞痛的药物。能预防心绞痛发作的药物称为抗心绞痛药，"β受体阻滞剂"、"钙拮抗剂"和"硝酸酯类"是较为常用的抗心绞痛药物，其主要作用是扩张冠状动脉，改善心肌供血，缓解症状。

· ACEI/ARB 类药物。血管紧张素转化酶抑制剂（ACEI）和血管紧张素 Ⅱ 受体拮抗剂（ARB），这两种药是通过抑制血管收缩而达到降压的目的，同时还可作为预防动脉硬化和治疗糖尿病肾病使用。ACEI 的主要不良反应是干咳，但 ARB 不会出现干咳。

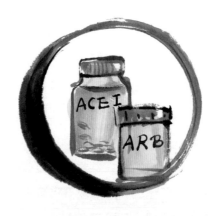

ACEI 的主要反应是干咳

ARB 不会出现干咳

· β 受体阻滞剂。主要通过降低心率、减少心肌耗氧而发挥抗心绞痛作用，同时还能控制血压，减少心律失常的发生。主要不良反应是心率减慢、头晕等。

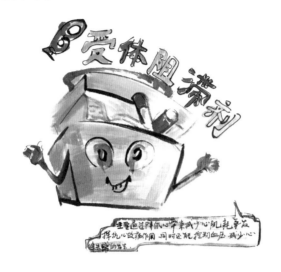

· 钙拮抗剂。因为钙离子有使血管收缩的作用，通过使用钙拮抗剂可起到抑制血管收缩的作用，进而使冠状动脉扩张，改善心肌供血；同时，钙拮抗剂还可以控制血压，预防冠状动脉痉挛，且对冠状动脉痉挛引起的变异型心绞痛有很好的治疗效果。

· 硝酸酯类药物。硝酸酯类药物的主要作用是扩张冠状动脉，增加冠脉供血，通常分为速效型和缓释型，速效型起效时间快，缓释型持续缓慢地发挥作用。主要不良反应是头晕、头疼。

· 利尿药物。利尿药的作用是排出体内多余的水分，让尿量增加，可减轻身体水肿，改善心衰症状，同时还有降压的作用。但在排除多余水分的同时也排出了体内的电解质，可引起低钾血症等。

· 降压药物。降压药物包括：ACEI/ARB 类药物、β 受体阻滞剂、钙拮抗剂及利尿剂。血压升高会引起斑块破裂，血栓形成，堵塞冠脉血管，导致心肌梗死。降低血压可以降低心血管风险。降压是一个长期

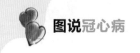

的过程，不能因为觉得情况好转就擅自停用降压药。

· 降脂类药物。降脂药物的主要功效不仅在于降低血脂，更重要的是稳定血管内斑块。对于冠心病、心肌梗死的病人，一般建议长期服用降脂类药物。降脂类药物以他汀类药物最为常见，例如阿托伐他汀、瑞舒伐他汀等。其不良反应主要为肝功能损伤和横纹肌溶解，也就是肌肉酸痛，当出现这种情况时可用别的降脂药进行替代。

服用降脂药治疗中，几个经常遇到的问题：

降脂降到多少才算好？对于冠心病患者，最应该关注的是低密度脂蛋白，低密度脂蛋白在不同人群中目标值是不同的。

通常冠心病会根据严重程度不同分为低危、中危、高危、甚至超高危患者，对于越高危的患者，降脂指标越严格，需要胆固醇水平降得越低。例如，对于超高危人群，包括冠心病合并糖尿病、脑梗、近期心梗发作等，最好能把 LDL-C 降到低于 1.8mmol/L，甚至低于 1.4mmol/L。这时，如果依然把实测的胆固醇值和化验单上的参考范围做对比，那就不合适了。一定要参照医生为不同患者量身定制的降脂目标。只有低于胆固醇降低的目标值，才能有效延缓动脉粥样硬化病变的发生、发展，甚至在一定程度上使病变缩小，从而使冠心病得到很好的控制。

血脂不高，还要吃降脂药吗？血脂报告单上的正常范围针对的是普通人群。接受降脂治疗的患者需要医生根据危险等级来评估降脂的目标范围，只有把血脂降到更低的水平，才能有效遏制或逆转动脉粥样硬化斑块对人体的侵害，减少心、脑血管疾病发作的风险。

即使患者的血脂水平已经达到了医生的要求，也不能轻易停药。因为，那是药物治疗实现的效果，一旦停药，血脂水平必将反弹，心、脑血管疾病发作的风险又会显著上升。

吃他汀类降脂药的副作用有哪些？他汀类药物总体来说具有良好的安全性，但有一小部分病人在服用他汀类药物以后会发生一些不良反应，最常见的是以转氨酶升高为表现的肝功能损伤，以及以肌肉酸痛为表现的横纹肌溶解。因此，在服用他汀类药物一个月后，常规建议病人要到医院进行化验检查，看看有没有转氨酶和肌酶的升高。如果没有，那么以后发生这些不良反应的概率是非常低的。

有少部分病人确实发生了肌肉的酸痛或转氨酶的升高。这种情况下也不要擅自停用他汀类药物，要在医生的指导下更换其他品种的他汀类药物或者非他汀类的降脂药物，以期在不产生严重的不良反应的同时，尽可能减少动脉硬化的进展。

冠心病患者症状好转了还要继续吃药吗？答案是肯定的。冠心病患者应长期服药，尤其是支架植入或搭桥术后的患者，如果擅自停药，可能会导致支架内或桥血管再度狭窄，诱发急性心肌梗死的发生，所以不能因为症状好转就不继续吃药，要根据医生的建议进行药物的动态调整。

2. 救命的介入治疗

得了冠心病，经过药物治疗，病情不缓解，或者病情继续加重，如果不及时救治，可能发展至心肌梗死，危及生命。所以，这种情况下，病人到医院就诊，医生都要建议做冠脉造影，采取术中放支架等治疗，这就是介入治疗。

冠心病的介入治疗也就是经皮冠状动脉介入治疗。操作方法是先局部麻醉穿刺部位，再将导管插入冠状动脉中，通过扩张狭窄部位的血管使血流状态恢复正常。

介入治疗常见的穿刺部位是右手腕部或右大腿根部。最大的特点是治疗时间短，风险相对较小，病人恢复快，住院时间短。目前，很多冠心病病人或多或少都会知道介入治疗中的一些名字，譬如支架植入或者旋磨术等，但是大部分病人还是一知半解，究竟有哪些手术方式呢？主要有以下三种手术方式：

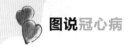

· 球囊扩张术。球囊扩张术是将装有球囊的导丝通过导管送入血管狭窄处，通过给球囊内充气让球囊鼓起来扩张狭窄血管，当狭窄血管被扩张开后，血流恢复正常，再放出球囊内气体，撤出球囊。虽然球囊扩张术可治疗血管狭窄，但扩张后很容易引起再次狭窄，因为血管是有弹性的管道，单纯球囊扩张狭窄血管很容易再次回缩引起再度变窄。

· 支架植入术。为了解决这一问题，支架植入术应运而生。支架植入术是将金属材质网状筒结构的支架植入血管狭窄处，将狭窄处支撑起来，以防血管回缩。支架植入后，会像一个弹簧圈一样紧紧贴在血管壁上，然后血管的内皮细胞就会生长蔓延、包绕覆盖在支架上，这个过程叫做"支架内皮化"。最终，支架将与血管壁融为一体，金属支架并不会始终暴露在外。

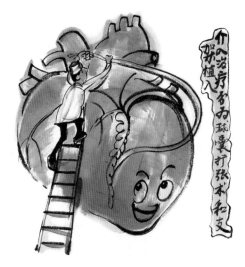

介入治疗多为球囊打张术和支架植入

· 冠状动脉腔内旋磨术。虽然支架植入术能治疗血管内狭窄，但有的病人动脉粥样斑块会因血流中的钙离子的沉积而使血管钙化、变硬。如果狭窄部位很硬，球囊、支架便无法顺利实施，如果强行进行血管扩张，那么就有可能将血管撑破，引发生命危险。因此，冠状动脉腔内旋磨术应运而生。

冠状动脉腔内旋磨术是一种通过导管顶端镶有钻石颗粒的钻头高速旋转来削除坚硬的粥样斑块的方法。但实施冠状动脉腔内旋磨术需要掌握高超的技术。

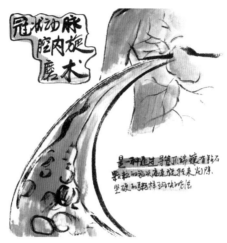

冠脉支架手术后，患者经常问医生的几个问题，罗列如下：

·做了心脏支架能坐飞机吗?

做完心脏支架的大部分病人都是可以坐火车、乘飞机的，只有极少数病人不建议乘坐飞机，主要是心脏功能特别差的病人，比如大面积心肌梗死后有胸闷、气短、活动不便的病人。因为我们不仅仅要坐飞机，还要去机场、上飞机、下飞机，这些对心功能非常差的人会有很多不便，因此，不建议这类人群乘坐飞机。

·做了心脏支架能做磁共振吗

做磁共振检查是要求身上不能携带金属物品，这是因为磁共振可引起产生磁性的金属植入物在体内移动并产热升温。早期的心脏支架材质是不锈钢的，具有磁性，一般不能做磁共振检查。现在应用的金属支架材质都是镍钴合金、钴铬合金等，都是弱磁性材料，如有必要推荐植入支架 6 周后即可进行磁

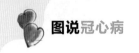

共振检查。最新的生物可降解支架完全无磁性，植入支架不影响磁共振检查。

·心脏支架保质期有多久

首先要明确，支架作为"商品"的"保质期"和植入身体后的"保质期"是两个概念。支架在植入人体之前，需要经过严格的灭菌处理。因此作为一种特殊商品，它同样具有保质期，一般在 2 年左右。

患者更加关心的是支架植入体内后是否有保质期。严格意义上讲，作为一种获得国家批准植入人体的医疗器械，支架在植入人体后其理化特性仍然维持长期稳定，不会发生变化。而且随着时间推延，支架会被血管的内皮细胞覆盖包绕，融合为血管壁的一部分，因此支架一旦植入人体，就不存在保质期的问题，无需定期更换。

·做了支架后会有排异反应吗

对于这个问题首先我们要知道什么是排异反应。排异反应是指人体免疫系统识别外来异物而发生的排斥反应。面对心脏支架这个"异物"，患者担心身体对其发生排异反应是正常的。

早期支架的材料以不锈钢为主，可能在植入体内后，由于稳定性较差发生腐蚀，形成某种程度的不良反应。随着科技的进步，目前的支架材料主要以钴、铬、镍、锆合金为原料。这些材料与人体组织具有良好的相容性，很多种类的医疗植入物都采用这些材料，大部分患者不会发生排异反应，仅有极少数患者可能存在支架过敏。所以患者植入心脏支架以后无需过于担心排异反应问题，所以支架植入后就不需要取出来，但需要在医生的指导下长期规律使用相关药物。

·支架植入后为什么不能马上接受其他手术？

冠心病患者植入支架的目的，是为了开通由粥样硬化斑块引发的冠状动脉狭窄或堵塞，恢复心脏的血液供应。事实上，需要进行支架手术的患者，冠状动脉血管病变情况已较为严重，而且在支架植入的过程中还会对斑块进行挤压，加之支架在最初阶段还没有被血管内皮覆盖，而是直接暴露于血液中，这就很容易导致局部血小板凝集，再次形成血栓。因此患者在术后的一段时间内需要服用双联抗血小板药物，降低支架和其他部位血管再次梗阻的风险。

在用药期间，患者的血小板会受到抑制，因而也会影响到自身的止血功能。如果接受其他外科手术，就需要调整抗血小板药物的用药方案，以免在手术过程中出血不止，发生危险。调整用药和手术创伤会增强患者体内的血小板活性，显著增加冠状动脉再梗阻和死亡风险。所以，医生会建议患者在支架术后短期内尽量不要进行其他手术，避免在"血管再梗阻"或"出血不止"的两难境地中做出艰难的选择。

·支架术后多久可以进行其他手术?

支架术后通常医生会让患者口服两种抗血小板药物，即双联抗血小板治疗。如果不是紧急情况，医生通常推荐患者将手术延期至双联抗血小板药物疗程结束之后，以降低支架内再狭窄的风险。稳定型冠心病患者支架植入后，一般需接受 6 个月双联抗血小板治疗；急性冠脉综合征患者在支架术后，一般需接受至少 12 个月双联抗血小板治疗。

对于某些必须在支架术后短期内施行的手术，则需要由相关科室专家根据临床实际情况共同对手术出血和支架内再狭窄风险进行充分评估，合理调整患者的抗血小板用药方案和手术排期，尽量减少风险，实现最优化的治疗效果。

·植入体内的支架会移动甚至脱落吗?

当支架植入血管内后，不会再发生移动或脱落，即使进行比较剧烈的活动，比如弯腰、跳动等，甚至抢救时进行的胸外按压、电击除颤，都不会导致支架的移动、脱落。

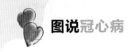

3. 外科手术治疗

得了冠心病，经过药物治疗不缓解，需再进行介入治疗。但倘若做完冠脉造影后，发现病变血管的情况不能放支架，医生会告诉病人家属，建议转心外科进行搭桥治疗。这就意味着，冠心病的治疗进入最后一条路：开胸手术。家属和病人面对外科开刀，常常心有余悸，惶恐不安。但是事到如此，这又是迫不得已的痛苦抉择。这个时候，就有必要了解外科手术了。

什么是冠脉搭桥术？当病人冠状动脉血管较细、广泛性弥漫性多处狭窄、左主干病变时，不适宜或不能行冠状动脉介入治疗时，医生会选择外科手术治疗，即冠状动脉搭桥术。冠状动脉搭桥术学名又叫冠状动脉旁路移植术，是通过将身体其他部位的血管移植到狭窄的冠状动脉，建立一条血管旁路供应狭窄以远的缺血心肌。

冠脉搭桥用的桥血管材料都有哪些？冠状动脉搭桥常用的血管材料都是患者本人的血管，通常可作为桥血管材料的有：胸骨后方两侧的左右胸廓内动脉、上肢前臂的桡动脉、还有下肢腿部的大隐静脉等。这些血管即使被取了下来，还有别的侧支血管能代替它们的工作，所以不会出现大的问题。

冠状动脉搭桥怎么做呢？它的简单操作过程如下：首先对病人实施全身麻醉，取胸骨正中切口，暴露心脏，取下桥血管后，对狭窄血管的远端及近端依次进行吻合。以往的冠状动脉搭桥术是让心脏停止跳动，用体外循环机代替心脏功能，这种术式的优点是心脏停止了跳动，可以将冠状动脉与旁路血管进行精确地吻合，并能进行完全血运重建；缺点是体外循环有脑血管意外或肺功能、肾功能受损的风险。近年来随着手术技术的发展，无须让心脏停止跳动，在心脏跳动的情况下即可完成冠状动脉血管的吻合，这种技术不仅可避免体外循环带来的不良反应，还能缩短病人的手术时间、住院时间，但对主刀医生的技术要求更高。

目前，随着医学科学技术突飞猛进的发展，冠脉搭桥也进入了微创时代。根据胸部切口入路，可将冠状动脉搭桥术分为"正中开胸冠状动脉搭桥术"和"微创冠状动脉搭桥术"。微创冠脉搭桥术是在左侧第 5～6 肋间取切口进行手术，伤口相对较小，但对医生的技术要求更高。

心脏支架和搭桥是治疗冠心病较为常见的两种治疗方法，那么心脏支架和搭桥这两种治疗方法各有什么优缺点呢？支架治疗也叫经皮冠状动脉介入治疗，是对狭窄或堵塞的血管进行疏通，由心血管内科医生操作完成。优点是：局部麻醉，创伤较小，治疗时间短（通常 1～2 小时），可反复治疗。缺点是：有时会支架内再次狭窄，不能解决复杂的多支多处血管狭窄。搭桥是让血液绕过血管狭窄部位，通过其他通道对心脏进行输送，由心脏外科医生主刀。优点是：基本能解决所有血管病变，适用于严重的弥漫性血管狭窄。缺点是：创伤较大，治疗时间较长（通常 4～6 小时），医疗费用稍贵一些。心脏支架和搭桥这两种治疗方法其实不存在哪种更好哪种更差的问题，其根本目的都是为了改善心脏的供血，医生会根据患者的实际病情及血管病变情况选择一个最适合的治疗方法。

很多经历过搭桥的患者在取完下肢血管后会有很长一段时间的下肢肿胀、甚至麻木的情况。这其实是正常现象，不用过度紧张。我们的下肢有深静脉和浅静脉两套静脉回流系统，它们之间存在着较为丰富的交通侧支。

心脏搭桥手术常用的桥血管为下肢的浅静脉，即大腿上的大隐静脉。当大隐静脉被取下后，相当于下肢少了一套回流系统，血液回流短期内受阻，导致下肢静脉回流不畅，引起下肢肿胀。另外，由于手术过程中对此处的神经有一定程度的损伤，因此患者在术后会出现麻木感。

通过抬高患肢、穿戴医用长筒弹力袜、练习勾脚运动，可促进静脉回流，减轻肿胀。一般情况下，经过术后的恢复，人体可以通过建立新的侧支循环，使原先需经大隐静脉（浅静脉）回流的静脉血变道，转为经过深部静脉进行回流，从而保证血液循环的顺畅。但这个过程需要一段时间，通常为数月。而术后由于神经损伤所造成的麻木感，也会随着机体的修复逐渐减轻。

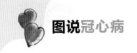

4. 冠心病患者常常遇到的一些治疗困惑

治标又治本，这是治病的最高境界。得了冠心病，不管采用药物治疗，还是介入治疗，还是最后的外科治疗，目的就是一个：治疗冠心病。但是冠心病，是一种慢性病，病因不明，所以目前所有的方法都是对症处理，减轻症状，提高生活质量，减少猝死。究竟冠心病能不能达到治愈的目的呢？

首先大家需要明确的一点是冠心病不能根治。冠心病是冠状动脉血管发生了病变，我们上述讲的药物治疗、介入治疗、冠脉搭桥治疗，这些治疗的目的是改善病人的症状，控制疾病的进展，防止心肌梗死等并发症的发生，而对已经形成的血管病变的逆转作用很小。但只要坚持治疗，稳定病情，防止恶化，就能保证冠心病病人的生活质量不受太大影响。

心脏血管斑块能取出来吗？冠状动脉粥样硬化斑块形成是冠心病的罪魁祸首，正是血管内斑块的形成导致了血管狭窄甚至堵塞，引起心肌缺血。那冠状动脉血管内的斑块有没有办法"取出""吸出""抽出"来呢？这里有两种情况：

- 一种情况是：发生急性心肌梗死的时候，是血管内斑块突然破裂，血小板聚集等形成的血栓堵塞了血管，这种血栓其中一部分在急性期是可以吸出来的，而斑块却仍然存在于血管中。后期仍然需要在医生的指导下对动脉粥样硬化斑块进行进一步治疗。

- 另一种情况是：在少数情况下，通过斑块旋切技术，可以将斑块旋切下来后抽出来，但抽出来后仍然需要使用药物球囊或放入支架预防血管的再次狭窄。由于血管内斑块主要沉积在血管的中膜，而旋切是从内膜开始旋切，所以在旋切斑块的时候同时也损伤了血管内皮，而血管内皮的损伤又是斑块形成的始动因素。

所以将斑块"取出""吸出""抽出"来从而一劳永逸的说法，在严格意义上都是不成立的。冰冻三尺非一日之寒，冠心病的治疗需要长期的药物控制和生活方式管理来配合。

为什么说冠心病病人也能长寿？众所周知，冠心病是由于供应心脏营养物质的血管 – 冠状动脉发生了粥样硬化狭窄，导致心肌供血供氧不足，使心脏正常工作受到影响，产生一系列缺血表现，如胸闷、气短、心绞痛等。虽然冠心病是威胁人类健康最严重的疾病之一，但只要能够得到及时有效的治疗，仍可长寿。因为冠状动脉存在着大量的侧支循环，可使心肌血供得到改善。下面简单从两个方面给予介绍：

- 什么是侧支循环？在血液循环过程中，较大的血管干被阻塞后，其近端的血液可通过侧支绕过阻塞处进入远侧端，这种由侧支代替主干血管输送血液，使缺血心肌得到血液供应，就称为"侧支循环"。侧支循环大多由原先就存在的细小血管扩张增粗而成。

- 为什么说冠心病病人也能长寿？主要是因为心脏有其自身的保护能力。当冠状动脉发生严重狭窄、甚至闭塞时，冠状动脉会逐步发挥侧支循环的作用。心肌是由左、右冠状动脉供血，而同侧冠状动脉分支之间、两侧冠状动脉分支之间均可相互吻合。一旦冠状动脉狭窄、闭塞，侧支吻合血管会继发变粗，使缺血区的血流量增加，改善供血。

· 影响侧支循环建立的因素

　　通常冠状动脉粥样硬化斑块是逐渐增大的，因而管腔的狭窄也是逐渐形成的，随着动脉狭窄日益加重，局部缺血日益明显，吻合血管的管腔会逐渐增粗，数量也会增加，从而改善了缺血部位血液的供应，这样就建立了该部位的侧支循环。

　　由于冠状动脉侧支循环是一个缓慢形成的过程，如果冠状动脉出现突然的闭塞，心肌突然失去了血液供应，就可能发生心肌梗死。

　　如果冠状动脉闭塞的部位位于冠状动脉的开口处或者近端，也就是说供应心脏血液的主干血管发生了阻塞，即使远端有较多的侧支也成了无源之水。这就好比一棵大树，冠状动脉主干血管是树根、树干，如果树根或树干

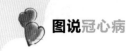

被折断，那么其枝叶必定枯萎。

放完支架、搭完桥就万事大吉了吗？由于冠心病是一种慢性病，病因不明，目前的治疗都是对症治疗，所以这是一个治疗后，仍需终生干预的疾病。心脏支架或搭桥可以缓解症状，但无法根治冠心病，并不是一劳永逸的治疗方法。冠状动脉形成动脉粥样硬化斑块，导致血管狭窄甚至堵塞是冠心病发生的基础。支架只是扩张狭窄或堵塞的血管，而搭桥是越过狭窄部位建立新的血管通路给心脏供血，缓解患者心肌缺血的症状（胸痛、胸闷、憋气等），但无法阻止动脉粥样硬化的进程，也就无法避免病情复发的风险。

因此，冠心病患者放完支架或搭完桥后并不能一劳永逸，还应在专业医生指导下坚持规范的药物治疗，才能有效预防支架内再狭窄或桥血管再狭窄。也就是说终生需要在养成良好的生活习惯基础上，继续使用药物控制疾病的发展。

5. 冠心病急性发作时应呼叫救护车去知名大医院吗

近几年，猝死人群逐年上升，猝死的罪魁祸首就是冠心病。由于心脏骤停一旦发生，如得不到及时的抢救复苏，4～6分钟后会造成脑和其他人体重要器官组织的不可逆的损害，因此早期在第一现场的心肺复苏（CPR）和自动体外除颤仪（AED）的使用，至关重要。所以如果现场有人接受过心肺复苏培训，掌握一些急救常识和心肺复苏技术，关键时刻就能抢救生命。

为了不延误黄金抢救时间，在冠心病突然发作的时候，应该怎么做才更好呢？

首先，识别心绞痛应该从发作的诱因、疼痛的部位、性质和持续时间四个方面来综合判断：

· 发作的诱因：心绞痛多发生在劳累或情绪激动的当时，而非在劳累或之后。

· 疼痛的部位：主要位于胸骨后或心前区，有时放射至左肩、左臂内侧、无名指、小指及颈、咽、下颌。

· 疼痛的性质：通常表现为压迫、发闷和紧缩感，也可有烧灼感，发作时病人往往会不自觉停止正在进行的活动，直到症状缓解。

· 疼痛的持续时间：一般时间不长，疼痛出现后常逐步加重，停止诱发症状的活动或舌下含服硝酸甘油 3～5 分钟后可逐渐好转。

心绞痛发作时怎么处理呢？冠心病急性发作时，家属或周围的路人都很紧张，手忙脚乱，不知道采取什么措施。大家七嘴八舌，有的主张服用硝酸甘油，有的主张叫救护车，到底该如何正确处理呢？正确的处理应该采取以下几个步骤：

首先，心绞痛发作时，应立即停止活动，卧床休息，并舌下含服硝酸甘油片。

初次心绞痛发作控制后，也一定要去医院。心绞痛症状缓解后不代表心绞痛被治愈，不可因发作已经被控制而放任不管，如果不去医院的话，极有可能还会再次发作，严重的话会有猝死的风险。

同时，冠心病急性发作时，若判定出现以下情况，立即呼叫 120 救护车：

· 即使处于安静状态，胸痛等症状持续 15 分钟以上持续不缓解；

· 出现恶心、呕吐或冒冷汗；

· 伴有恐惧、无法忍受的剧痛或濒死感；

· 即使以每 5 分钟用 1 次硝酸甘油的频率使用 2～3 次，疼痛也不缓解。

当出现以上这几种情况时，极有可能发生了心肌梗死，要尽快呼叫 120 救护车。

切记，心脏病发作不一定非要去知名大医院。很多病人认为心脏病发作一定要去大医院就诊，其实这个看法是错误的。事实上，当感到胸痛时，怀疑自己有心梗时，就应该就近寻找有胸痛中心的医院。

为什么会这样建议？这是因为时间就是心肌，时间就是生命。越早开通血管，越早能够使心脏恢复血供，那么存活的心肌就越多，心脏功能就可以

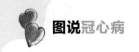

得到更好的维持，导致病人死亡的事件就会减少或者导致今后心力衰竭的风险就越小。假如在病人身边就有治疗胸痛的医院，可以在该医院开展急诊冠状动脉造影、通过手术及时恢复心脏血流，若耗费宝贵的时间、舍近求远只是为了到一家知名的医院，就相当于放弃了紧急救治的机会，最终损害的是自己的心肌细胞、自己的健康和生命。

因此，去有相应治疗技术和有胸痛中心的医院比去知名医院更重要。当出现胸痛，或者怀疑自己出现心梗时，就应该尽早、就近去这些有胸痛中心的医院。这样能够尽早有效地挽救缺血的心肌，从而挽救生命。坚决不提倡心脏病发作的病人舍近求远跑到某某大医院去看病。如果在路上耽搁 10 分钟甚至更长时间，心肌细胞的死亡数量就成倍的增加。性命攸关之际，时间就是生命，即使再知名的医院、再知名的医生，面对坏死的心肌也无回天之术。

如果急性发作是心肌梗死，去医院要分秒必争。拨打 120 救护车去医院，经过诊断为心肌梗死，必须争分夺秒地进行抢救。治疗心肌梗死的急诊治疗方法有下述几种：

- 急诊溶栓治疗：心肌梗死是在血管狭窄的基础上，血管痉挛或斑块突然破裂、血小板聚集、血管内血栓形成，造成血管腔部分或者完全堵塞。通过溶栓药物有望使血管内血栓溶解，血管再通，恢复供血。
- 急诊经皮冠状动脉介入治疗（PCI）：心肌梗死发生 6 小时内，是进行介入治疗的最佳时机，可使闭塞的血管再通，挽救缺血心肌，缩小梗死面积。
- 急诊冠状动脉搭桥治疗：手术通过绕过狭窄的血管与远端血管进行吻合来改善心肌供血，恢复心肌血流灌注。

6. 冠心病发作时硝酸甘油与速效救心丸哪个才能救命

冠心病发作时，往往手忙脚乱，对一些概念十分模糊。一些人云亦云的处理方法，有些是错误的，有些是不全面的。避免这些误区，了解正确的处理方法，对于挽救生命，往往至关重要。

· 什么是硝酸甘油，该如何使用？硝酸甘油是一种速效口服药，可迅速
改善心绞痛症状。同时硝酸甘油也是一种相对比较安全的药，即使每
日服用多次也不会对它产生依赖。硝酸甘油有 3 大功效：

扩张冠状动脉增加心肌血供。

扩张全身动脉，降低血压。

扩张全身静脉，减少回心血量。但由于具有扩血管作用，一些患者服用
后会产生头疼等不适。

硝酸甘油目前分为两种制剂，一种是舌下含服的硝酸甘油片，一种是喷
入舌下的硝酸甘油喷雾剂，无论哪种都能马上起效。当想更快看到药效时，
可先嚼碎后再含舌下，而唾液分泌量少的人适合喷雾剂，一般都能在 2 ~ 3
分钟内起效，作用可持续 20 ~ 30 分钟。但如果以吞服的方式服用，不仅不
能马上见效，药效还会下降。这是因为舌下毛细血管分布较为丰富，有利于
药物吸收。同时，推荐坐着含服，因为此药会降低血压，站着服用可能会使
脑供血不足，而躺着含服可能增加心脏的负担。

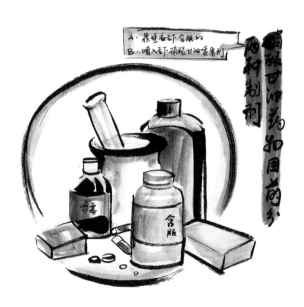

　　当舌下含服无法控制心绞痛发作时，可再次将药含在舌下或喷入舌下。如果间隔5分钟重复用药2~3次后仍没有效果，那么就有可能是心肌梗死，这时硝酸甘油就起不到更大的作用，就不要继续服用硝酸甘油了，要紧急呼叫救护车。而且需要注意，当使用硝酸甘油次数超过3次，就有可能出现血压降低、头晕的症状。

- 硝酸甘油与速效救心丸哪个才能救命？这两种药都用于治疗心绞痛，这两种药的作用都是让血管扩张，让堵塞了的血管暂时通畅，缓解心绞痛的症状。硝酸甘油比速效救心丸起效快，当冠心病病人心绞痛急性发作，首选硝酸甘油急救。速效救心丸属于中成药，可起到行气活血、扩张血管的功效，当没有硝酸甘油时，心绞痛发作，可用速效救心丸应急。

- 硝酸甘油怎么储存？药片最好放在棕色的玻璃瓶内，避光室温储存（不超过30℃），外出时不要放在贴身的衣兜里，以免接触身体使其温度过高。硝酸甘油的保质期通常为1年，所以哪怕没有用完，也要定期更换，当药片出现斑点、变色或舌下含服时没有感觉到应有的麻辣灼烧感，很可能说明药片已经过期失效了。

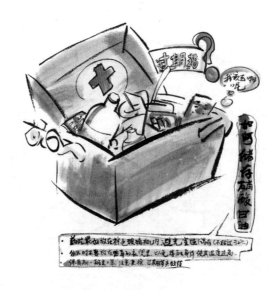

7. 心脏性猝死都是因为心肌梗死造成的吗

随着生活水平提高和生活节奏加快，心脏性猝死成为一大杀手，严重影响人民的生命健康。但是大家都误以为心脏性猝死就是心肌梗死引起的，实际上，并不是这样，这是为什么呢？

· 心脏性猝死可能随时发生。不要认为猝死离我们很遥远，猝死可能发生在任何时间、任何地点。据北京安贞医院研究数据显示：我国心脏性猝死的总死亡人数每年高达 50 余万，且男性猝死发生率高于女性。

近几年，心脏骤停猝死的患者越来越多，并呈现年轻化的特点。猝死的发生主要由不健康的生活方式和较大的工作压力引起，如经常熬夜、抽烟，明知身体有问题也不去体检等。

· 心肌梗死和心脏性猝死是一回事吗？由于大部分心脏性猝死发生在原来就有冠心病的患者中，所以很多人常常把心肌梗死和心脏性猝死混为一谈。事实上，这两者之间还是有所区别。

心肌梗死是冠状动脉被堵塞了，局部心肌细胞由于缺血、缺氧而发生坏死。如果未能得到及时的救治，心脏功能会受到严重损害，留下各种后遗症，甚至引发心跳停止而危及生命。而心脏性猝死则是心脏突然彻底罢工，心脏的泵血功能彻底停止，大脑供血中断，患者很快会失去意识。如果未能及时抢救，在几分钟之内就会死亡。

心肌梗死是心脏性猝死最常见的诱因，会显著增加心脏性猝死的风险。但是，大多数救治及时的心肌梗死患者并不会进入心脏性猝死的阶段。也就是说，急性心梗患者在抢救过程中仍有自主心跳，心脏并未彻底罢工。然而，心脏性猝死不仅会发生在心肌梗死急性发作期间，也可发生在别的情况下，比如恶性心律失常、肥厚型心肌病等。

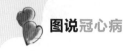
8. 学一点心肺复苏的急救方法很有用

目前，在家中，在单位，在公共场所，经常遇到人员晕倒的情况。但是，即使在公共场所备有 AED 等急救设施，很多人却并不会使用，最终成了摆设，眼睁睁看着晕倒的人员死亡。所以，在人类文明逐渐进步的当下，学一点心肺复苏的急救方法，尤为必要。面对人员晕倒，周围人员应该怎么办呢？

首先，要先辨别。心脏骤停病人必须立即实施心肺复苏，最为关键的抢救时间是前 4 分钟，若正确实施心肺复苏，抢救成功的可能性就有可能达到50%，而一旦超过 10 分钟就降到 1%。目前，我国 120 救护车到达现场的平均时间在 10 分钟，所以，在救护车来之前需要周围的人实施抢救。

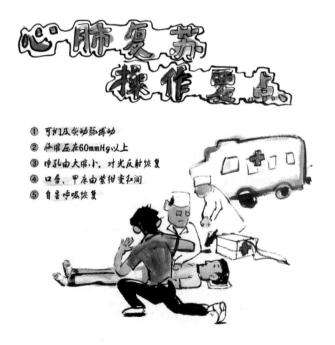

紧接着，就该启动正确的急救流程，这就涉及到心肺复苏的急救方法，建议大家熟练掌握，关键时候能救人一命：

· 判断：当突然有人倒在自己眼前时，首先要判断有无意识、呼吸和心跳，如果没有意识但有呼吸和心跳，可能是出现了脑卒中；当没有意识，也没有呼吸和心跳，那么这种情况就属于心脏骤停。有无呼吸看患者胸部有无起伏，触摸颈动脉判断有无心脏跳动，上述操作需要在10秒内完成。当患者无意识，看胸部无起伏，摸颈动脉无搏动，应立即行心肺复苏，拨打120急救电话，并快速取得体外除颤器（AED）。

· 拨打120急救电话：用手机立即拨打120求救，如果你在实施抢救，那么就请旁人帮助打电话。

· 胸外按压：将病人仰面躺在硬板床上或地面上；按压部位应位于两乳头连线的中点；手的交叉方式：在进行胸外按压的胸骨位置上，先放上其中一只手的手掌根部，再放上另一只手的手掌，然后十字交叉。注意要翘起指尖，不要按压到胸部的其他地方。按压深度应至少5厘米以上，按压频率应保持100~120次/min。

· 开放气道：患者置于仰卧位，看有无假牙，头偏向一侧，清理口鼻分泌物，头复位，仰头抬颌法，开放气道，进行人工通气。

上述心肺复苏的操作要点很重要，操作要领不到位往往事倍功半，或者操作错误等于做了无用功。正确的操作很关键：按压与人工通气比例为30：2，持续进行5个周期（约2分钟）后，判断心肺复苏是否有效。判断心肺复苏有效的迹象是：

· 可扪及颈动脉搏动。

· 收缩压在60mmHg以上。

· 瞳孔由大缩小，对光反射恢复。

· 口唇、甲床由紫绀变红润。

· 自主呼吸恢复。

在心肺复苏的操作中，除了按压与通气，掌握"救命神器"AED的正

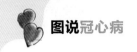

确使用也很重要。目前，很多大城市都在公共场所配置 AED，例如北京市已启动了轨道交通车站配置自动体外除颤仪的工作，预计 2022 年底，北京市所有轨道交通车站将实现 AED 设备全覆盖。自动体外除颤仪可让高速电流经过心脏，让心室颤动不再继续，并在电击的瞬间恢复正常心跳。操作有三步，开机－贴片－放电。

第一步：开机，当取得 AED 后，将 AED 放置在患者身边，打开 AED 的盖子，将电极板插头插入 AED 主机插孔，并开启电源；需注意，准备 AED 的同时，要持续行心肺复苏术；

第二步：贴片，解开患者衣物，并保证患者胸部干燥无遮挡，将两块电极片分别贴在患者左侧乳头外侧和右侧胸部上方。若胸部湿润，应擦干胸部，再贴电极片。若患者胸前毛发较多，需使用除颤器中携带的剃刀剃除毛发（紧急情况可忽略此操作）；女性患者应脱去内衣，再使用除颤器。

第三步：放电，语音系统发出"需要实施点击"的提示时，除颤器就会开始自动充电，当充电完成后，应先确认没有任何人触碰患者，然后按下电击按钮。

实施电除颤后，在患者恢复神志前或救护人员抵达前，要接着给予胸外按压，循环往复，保证生命延续。

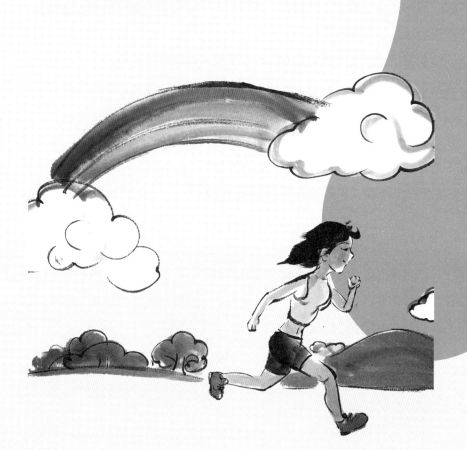

第九章

冠心病治疗后怎样康复

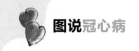

心血管疾病是我国居民致残致死的首要病因。有研究数据表明，冠心病患者出院后若不坚持进行科学有效的管理，6个月内死亡、心血管事件和再住院率高达25%，4年累积病死率高达22.6%，而且死亡患者中有50%死于再发心肌梗死。即使存活，30%的冠心病患者活动受限，30%的患者无法正常工作，45%的患者存在焦虑抑郁。

冠心病的治疗不仅包括药物治疗、支架治疗或心脏搭桥治疗，还包括营养指导、危险因素控制、心理辅导和运动疗法。大量临床和试验研究表明，运动与心血管疾病的发展和预后密切相关，有规律的运动对冠心病有积极的预防和治疗作用。冠心病病人经过介入或者外科搭桥治疗后，从医院出院只是治疗的一个阶段结束，出院后，患者还要面对后续的康复治疗，这也是一个重要的过程，大意不得。

病人在做过经皮冠状动脉介入治疗或冠状动脉搭桥治疗后，心脏会受到很大的创伤，心脏的功能和运动能力都会显著下降，因此，病人出院后无法马上恢复正常的生活。为了让冠心病患者恢复心功能、预防心脏病再次发作，过上正常人的生活，就需要心脏康复。那么怎样进行正确的康复治疗呢？本章节带大家一起了解冠心病治疗后在运动和饮食等方面的康复小知识，帮助冠心病病人重新驶入健康生活的轨道。

1. 了解一下心脏康复

心脏康复的定义：心脏康复是通过多种干预措施，包括运动疗法、饮食疗法、生活指导、心理咨询等，使心脏病病人重新尽可能恢复正常的生活状态，并预防心血管事件的发生。

心脏康复是一种给脆弱的心脏逐步施加压力的训练，在做心脏康复时，医护人员应该做好防范措施，以保证病人安全。

心脏康复的原理：

· 心脏康复有助于促进冠状动脉侧支循环的建立，有助于冠状动脉侧支循环的生长，有助于心脏血流和血管的储备能力的增加；

· 心脏康复可延缓冠状动脉粥样硬化的发生和发展；

· 心脏康复通过调节血管收缩和舒张因子有助于心功能的恢复。

心脏康复的内容包括：

· 运动疗法。

· 饮食疗法。

· 生活指导。

· 心理咨询等。

心脏康复的效果：

· 运动能力增强是心脏康复取得的最明显的效果。

· 减少因心脏病引起的住院次数，降低心源性死亡的发生率。

· 改善高血压、高血脂、高血糖、肥胖等引起动脉硬化的危险因素。

· 缓解压力，调整身心状态，提高生活质量。

2. 冠心病患者康复中都可以运动吗

不论是心肌梗死恢复期、还是搭桥或放支架后的冠心病患者，如果没有严重残疾，没有严重合并症，没有严重心律失常及休克，没有合并严重的高血压，均可以根据患者年龄和病情给予个体化运动处方。

这是由运动的重要性所决定。很多患者以为得了冠心病后需要休养生息，不敢做家务，不敢出门社交，更不敢进行运动。殊不知，运动不仅是健身手段，也是防病治病的措施，已获得医学界的肯定。

通过长期规律有效强度的运动刺激，可稳定心率，降低心肌耗氧，改善血管内皮功能，改善冠状动脉血管弹性，稳定冠状动脉斑块，增加毛细血管密度，促进侧支循环形成，达到提高冠状动脉血流量的目的，从而改善心功能，降低再住院率和死亡率，提高生活质量。正如心血管病专家胡大一教授所说：没有运动康复的冠心病治疗是不完整的。药物和手术治疗都是对症治

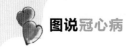

疗，而加强机体运动、改善心脏供血才是从根本上治疗冠心病。

在运动中，身体会出现下列反应：

· 增加摄氧量：很多患者由于四肢乏力、缺乏运动动机、身体不适、左心室功能不全、心肌缺血等原因，不能达到最大运动水平。然而，值得引起重视的是，运动，可以加强心脏收缩力量，增强心脏的泵血功能，提高心输出量，从而提高血液循环功能，为肌肉运动提供必要的能源物质。同时，运动还使呼吸系统的活动处于较高水平，使肺活量水平、肺通气效率得到提高。随着心肺功能的增强，机体的最大摄氧量水平也明显地提高。最大摄氧量代表了人体在运动中，每分钟能摄入的最大氧气量。运动时，人体能摄入和使用的氧气越多，就能燃烧更多的糖或脂肪，为运动提供更多的动力。最大摄氧量越高，运动能力越好，身体越健康。

· 心率反应：心血管系统对运动的反应首先为心率增加，这与交感神经活性增加、副交感神经活性下降有关。正常情况下，随着运动量的增加，心率也会增加。而对于年老体弱、冠心病或者心功能不全的患者，稍微一活动就会出现心率反应性的过度增快。反之，这种反应性的心率过度增快也预示着有可能患了心血管疾病。心率恢复是指停止运动后心率由工作心率恢复到安静心率的过程，一般来说，心功能越好，心率恢复越快，通常心率每分钟下降 12 次以上为正常。

· 血压反应：血压是由心输出量和外周血管阻力决定的，收缩压水平更多取决于心输出量，舒张压水平更多取决于外周阻力。运动时，全身多个器官和骨骼肌参与运动，心输出量随着运动量的增加而增加，收缩压随之增加，同时外周阻力下降，血管随着运动的增强而扩张，舒张压保持不变或轻度下降。运动后，收缩压随着心输出量的下降而下降，在 6min 内会达到静息水平。如果剧烈运动后突然终止，分布在四肢静脉中的血液无法通过骨骼肌的挤压回流，回心血量突然下降，收缩压会出现急剧下降，发生低血压。因此，运动后不要突然停止，要做一些缓冲放松运动。

由以上所述，冠心病病人，究竟需要多休息还是多运动，要根据病情而定。在冠心病急性发作时，要卧床休息；在恢复期，要适量运动，以促进康复；在稳定期，按照运动处方多运动，以增强身体抵抗力。运动是心脏康复治疗的关键。医学科学研究认为，适度、规律性、合理的健身运动可改进心血管疾病病人的心脏功能、生活品质和长期预后，减少再住院治疗率、心脑血管病恶性事件再发率和致死率。欧、美等好几家专业技术学会的心脏病学会，它们都是国际性的心脏病相关医务工作者的协会，这些协会均已将运动康复列入心脏病医治中ⅠA级强烈推荐。康复运动包括下面几个阶段：

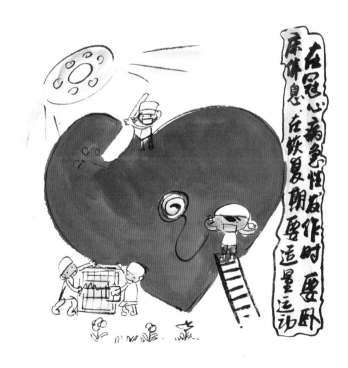

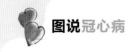

· 心脏康复运动开始的时间，一般是在从重症监护室（ICU）转入普通病房后开始。最初从非常小的运动量开始做起，比如可以先坐起来、站起来，然后再走一走。虽然心脏康复越早越好，但在心脏刚做完手术早期，心功能不太稳定，还容易出现心力衰竭、心律失常等并发症，因此，一般要等到心脏功能稳定后，再根据病情让病人开始做恰当的心脏康复训练。

心脏术后早期康复训练可减少肺内感染、深静脉血栓等术后并发症的发生，同时还有助于促进胃肠道功能的恢复。住院期间病人心脏康复程度因人而异，在出院后，病人还要定期去医院或在家继续做心脏康复训练。为了防止冠心病再次复发，必须要终身持之以恒地做心脏康复。

· 住院期间康复运动：这个期间运动的目的是：减少卧床导致的并发症；增强疾病恢复信心。运动类型：逐渐增加的床上、床边活动，日常生活活动，步行及上下楼梯。

· 出院早期心脏康复运动：病人出院后 4 ～ 6 周。运动目的：恢复体能，重返社会角色。运动类型：逐渐增加强度和时间的有氧运动，低强度抗阻训练。

· 出院后长期心脏康复运动：出院后三个月复查，没有明显异常，就可以进入长期心脏康复运动了。把上述的运动类型逐渐增加强度和时间，直至恢复正常运动状态。

3. 冠心病患者康复中应该如何运动最好

冠心病患者康复中应该怎么运动最好呢，这里分四个问题分别讲述：

第一个问题：依据运动时间、频率。冠心病患者运动时间点最好选择在下午或者是晚上，要避免早上体育锻炼，因为早上是心血管疾病的高发期，所以要避开这个时间段。最佳的运动持续时间为每天 30 ～ 60 分钟。对于刚发生心血管事件的患者，最好从每天 10 分钟开始，并逐渐增加运动时间，最终达到每天 30~60 分钟的运动时间。

第二个问题：依据运动强度。掌握适当的运动强度是冠心病患者进行运动的关键。在一定范围内随运动强度的增加，运动所获得的心血管健康或体能益处也增加。心血管健康或体能益处的最大运动强度阈值需通过运动负荷试验获得。

目前，对于冠心病患者，主张运动强度以达到最快心率的 70% 左右为宜，即（220 - 年龄）× 70% = 运动时应达到的心率。老年冠心病患者运动强度不宜低于最快心率的 50%，此种运动强度应持续半小时以上。身体素质差者，可按运动强度小，运动时间长的原则进行。一个经验法则：如果运动时还能唱歌，说明运动的不够努力。相反，如果你已经不能说话了，说明运动得太过剧烈了。

第三个问题：根据运动形式。主要包括有氧运动和抗阻运动。有氧运动包括行走、慢跑、游泳和骑自行车等；抗阻运动包括静力训练和负重等。心脏康复中的运动形式虽然以有氧运动为主，但抗阻运动和柔韧性运动也是必不可少的组成部分。有氧运动：是指在氧气供应充分情况下所进行的运动，有氧运动通过心脏、肺脏为肌肉供应氧气。简单来说就是长时间、中低强度、全身大肌肉都参与其中的运动。比如快走、跑步、游泳、骑行、球类、广场舞、有氧操、做家务，此外还有太极拳、五禽戏等。快走动作简单，运动强度容易控制，个体间能量消耗差异小，适用于心肺耐力水平较低的人。具体从下面几个方面进行训练：

- 提高脚部柔韧度的训练。目的：提高脚部柔韧度，避免平时活动中造成脚部韧带拉伤。运动方式：站立位，面对肋木或高的支撑柱，单脚踢到脚后跟放到上边，两腿挺直，立腰，收髋，上体前屈，往前往下振压，上下腿更替开展。运动量：每组 5~8 次，每次 2~3 组。健身时间：15 分钟。健身运动频率：3~4 次/周。

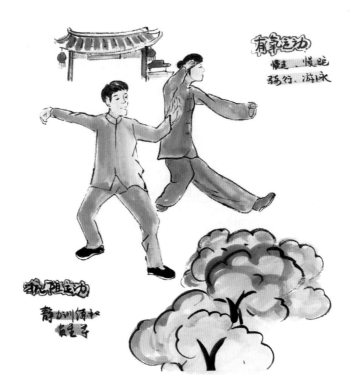

· 协调性训练。目的：增加肩膀灵活性，减少生活起居中负伤的可能性，提升反应判断能力，提高趋势均衡工作能力及协调性。运动方式：肩膀绕环（由站立位手臂平举开始，一臂直臂往前往下向后往上画弧晃动，另外另一臂向后往下往前往上画弧晃动，均以肩关节为轴，先后开展）。运动量：每组 10 ~ 20 次，做 2 ~ 3 组。健身时间：15 分钟。健身运动频率：3 ~ 4 次 / 周。

· 肩膀柔韧度训练：健身运动目的：提高肩膀柔韧度，避免平时活动中造成肩膀韧带拉伤。运动方式：站起位，找寻一个平稳的支持物，面对支持物，手与脚处于一定高宽比，上体前俯，做下振压肩姿势。运动量：每组 5 ~ 8 次，做 2 ~ 3 组。健身时间：15 分钟。健身运动频率：3 ~ 4 次 / 周。

· 抗阻运动：抗阻运动是指克服一定阻力的肌肉强化练习，比如身体自重、哑铃、杠铃、弹力带、力量器械等等。力量训练可提高全身肌肉力量，从而提升运动表现，增加骨密度。抗阻运动以肌肉收缩为主，主要引起心脏压力负荷增加，提高舒张压。压力负荷的大小取决于抗阻运动的强度和肌肉收缩的时间。心肌供血主要在舒张期完成，舒张压的高低直接影响冠状动脉的供血，抗阻运动可使舒张压适度升高，有利于增加心肌血液供应。与有氧运动比较，抗阻运动引起的心率反应性较低，其主要增加心脏的压力负荷，有利于增加心肌血流灌注。

另外，抗阻运动还有提高基础代谢率，改善运动耐力、刺激骨质形成、改善糖脂代谢等作用。

什么时候做抗阻运动：支架后至少3周，应在连续2周有医学监护的有氧训练之后进行；心肌梗死或冠脉搭桥术后至少5周，且应在连续4周有医学监护的有氧训练之后进行；搭桥后3个月内不能进行中高强度上肢力量训练，以免影响胸部的稳定性和胸部伤口的愈合。

第四个问题：运动顺序。首先是热身活动，热身活动多采用较小运动量的有氧运动和拉伸运动，持续5～10分钟。目的是放松和伸展肌肉，提高关节活动度和心血管的适应性，帮助患者为较高强度的运动做准备，通过逐渐增加肌肉组织的血流量和关节的运动准备来降低运动损伤的风险。

热身活动之后，就是训练运动，包含有氧运动和抗阻运动，总时间30～60分钟。其中，有氧运动是基础，抗阻运动是补充。

训练运动完后，最后是放松运动，放松活动是指激烈的运动状态后所做的缓解放松运动，使人体从运动中的紧张状态过渡至平静状态。

4. 冠心病患者做康复运动时应该注意的问题

大家都知道，剧烈运动后不能立即停止运动，对于冠心病患者心脏康复而言，剧烈运动后更不能立即停止运动，更不能马上静止休息。这是因为在剧烈运动时，人的心跳加快，血管扩张，肢体血液增多，而由于运动时有节

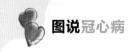
律的肌肉收缩，又促使血液很快流回心脏。一旦在剧烈运动后突然停止运动，肌肉收缩停止，血液便无法流回心脏而积存在肌肉中，以致回流到心脏的血液暂时性减少，造成血压降低，同时也会导致脑部供血不足，出现心慌气短、面色苍白、头晕眼花等症状，严重时导致休克。

正确的做法是，让运动强度逐步降低，这样可以保证血液的再分布，减少关节和肌肉组织的僵硬和酸痛，避免因静脉回流突然减少而导致运动后低血压和晕厥的风险。放松方式可以是慢节奏有氧运动的延续，根据患者病情轻重可持续 5 ~ 10min，病情越重放松运动的持续时间宜越长。

除了剧烈运动后不能立即停止运动之外，冠心病患者在心脏康复运动中还应该注意下列内容：运动时大量出汗可能会导致脱水，所以运动完要补充水分；如果在运动的过程中觉得非常累，说明锻炼过度了，此时应该降低运动的强度；在开始任何锻炼计划之前要跟你的医生沟通，尤其是你之前过着久坐或不经常运动的生活，更应小心；在运动中若出现头痛头晕、胸闷胸痛、头昏目眩、心慌气短、出汗过多、恶心呕吐以及心律不规则时，要及时停止运动，若停止运动后症状仍持续 5 ~ 6 分钟以上，应赶紧就医；运动前不宜饱餐，因为进食后人体内的血液供应需重新分配，流至胃肠帮助消化的血量增加，心脏供血相对减少，容易引起冠状动脉供血不足，从而发生心绞痛；运动后避免马上洗热水澡，因为全身浸在热水中，必然造成广泛的血管扩张，使心脏供血相对减少，所以要间隔一会再洗澡；运动时应避免穿得太厚，影响散热，增加心率，心率增快会使心肌耗氧量增加；过冷天气可以选择室内活动；运动后避免吸烟。有些人常把吸烟作为运动后的一种休息方式，这是十分有害的。因为运动后心脏有一个运动后易损期，吸烟易使血中游离脂肪酸上升和释放儿茶酚胺，加上尼古丁的作用，更易诱发心脏意外。

5. 对于康复中的冠心病患者，什么膳食最合理

"病从口入"，冠心病更首当其冲，冠心病是以动脉粥样硬化为病理基

础的血管病变。研究显示，饮食与冠心病有着较大的关系，脂肪摄入量及其对血脂异常的影响，是决定动脉粥样硬化发病的首要因素。血管干净是人健康长寿的标志。血管软，寿命长；血管硬，寿命短；血液净，气色好。因此，冠心病除了采取有效的治疗方法外，合理膳食能对冠心病起到一定的预防和治疗的作用。坚持健康的饮食习惯，对冠心病的治疗和康复都有较大的好处。

首先，冠心病病人早餐吃什么比较好呢？全麦食物是冠心病病人的最佳选择。全麦食品中含有小麦麸和小麦胚，是最佳的膳食纤维来源。全麦食品中含有的水溶性膳食纤维，能排出体内的钠离子，帮助调节血压，保护心脏，降低患上心脏病风险。一般凌晨是心脏病的高发期，特别是凌晨 2 点到 7 点心血管发生堵塞的概率高。早餐吃含膳食纤维食物能帮助软化血管，调节胆固醇，改善血管硬化问题，如全麦面包和燕麦片都是不错的选择。另外全麦食品中也含有更多矿物质以及维生素，能补充身体所需的营养。

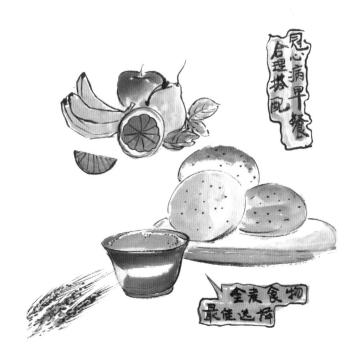

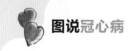
一天当中，冠心病病人什么时候适合吃水果呢？一天当中上午 10 点左右可加餐吃新鲜水果。经过半个上午的新陈代谢，人们往往感觉到饥饿，此时需加餐来补充能量，特别是重脑力劳动人群，加餐能让精力更加集中，维持血压稳定，不妨吃蓝莓、橙子或苹果。因为蓝莓中含有白藜芦醇，这属于抗氧化物质，能减少对血管有害的自由基，帮助降低血压。橙子中含有的橙皮苷，属于植物性化学物质，能改善心脏供血。苹果中含有的果胶能减少对胆固醇的吸收，含有的纤维素能帮助清除胆固醇。

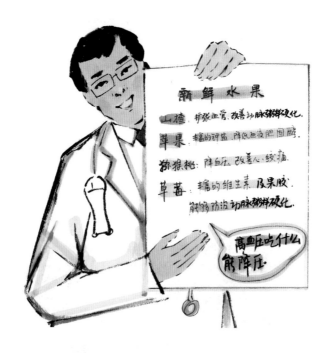

冠心病病人，午餐吃什么比较好呢？午餐应该吃含优质蛋白质食物。一般到了 12 点左右身体能量需求比较大，选择合适的午餐能平衡血压和血脂。不妨多吃含优质蛋白质食物如鸡蛋、豆腐、奶酪或坚果，能增强血管弹性，改善心肌供血不足问题，同时也能降低血管张力，保护心脏。

晚餐，对于冠心病病人，又有哪些注意事项呢？吃晚餐的时间尽量安排在六七点左右，若吃得太晚会影响睡眠质量，而且增加心脏和胃部负担，甚至出现胃食管反流。晚餐必须吃得清淡，多吃芹菜、香菇和木耳等能为身体补充膳食纤维，利于血脂和血压控制，同时为胃肠道提供动力。另外要控制饮食量，晚餐吃得少一些，每顿饭只吃 7～8 分饱即可。需要注意的是，晚上尽量不要喝浓茶和浓咖啡。

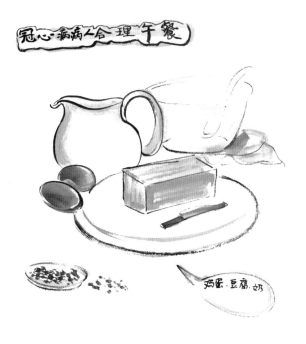

但是，对于合并其他疾病的冠心病病人，诸如常见的高血压、糖尿病、高血脂等又该怎么合理膳食呢？下面分别给予一定的科普指导，让您的膳食更合理。

高血压患者吃什么膳食能降血压呢？高血压患者可以多吃新鲜的水果，尤其是适当多吃一些富含钾离子的水果能够辅助降压。山楂不仅是水果，也是一种中药，它能够扩张血管，改善动脉粥样硬化而降压。苹果中含有丰富的钾盐，能够与高血压患者体内的钠盐进行细胞内外的交换，使钠盐排出体外，并且还能够降低血液中的胆固醇。猕猴桃可以降血压，改善心绞痛、心律不齐，还能够预防脑血管病的发生。西瓜当中含有丰富的氨基酸及粗纤

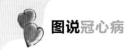

维,有很好的辅助降压作用。桑葚具有利尿降压的效果。柑橘中不仅钾离子量丰富,而且还能够抗氧化,预防血栓的形成。石榴能够软化血管。草莓富含丰富的维生素及果胶,能够防治动脉粥样硬化,对降压有一定的疗效。柿子中含有大量的维生素 C,具有降压,保护心脑血管的作用。

糖尿病人如何饮食呢?糖尿病这种病现在已经成为一种非常常见的疾病了,因为这种病对饮食的要求很高,所以有些人在患病之后就不知道该怎么吃饭了,其实患上糖尿病之后,对吃饭的要求并不是很复杂。只要合理的安排自己的一日三餐,就有希望很好的控制血糖。

- 早餐有讲究:早餐对于糖尿病人来说非常重要,因为患有糖尿病的人在吃完早餐之后,血糖特别容易升高,所以在吃早餐的时候一定要特别讲究。为了避免血糖的升高,早餐可以吃一些粗粮,比如说杂粮馒头,燕麦片等等。如果不喜欢吃这些东西,则可以混合搭配食物让血糖升高的慢一点,比如说将馒头、包子、面条、鸡蛋、蔬菜等搭配在一起吃。

- 午餐可以适当的吃得饱一些:患有糖尿病的人,最好能够少食多餐,但是午餐却可以格外的放宽一点,吃得饱一些也无妨。吃午餐的时候除了可以吃一些主食之外,还可以吃一些鱼肉或者蛋类。除了这些食物之外,也可以吃一些蔬菜,比如说青菜、冬瓜、萝卜等等。另外在烹调这些食物的时候,最好采用蒸煮或者清炒、清炖的方式。而油炸和煎炸的方式最好不要采用,因为这两种烹调方式,会让食物的含糖量、含脂量以及含油量升高。

- 晚餐要少吃,要清淡:晚餐对血糖、血脂和血压的影响很大,一旦吃得太饱或者吃得太油腻,就会让血糖、血脂和血压全部升高。为了避免这种情况的发生,吃晚餐的时候一定要选择清淡的食物,而且不可以吃得太饱,另外晚餐的时候一定不可以喝酒,因为这个时候喝酒很容易引起低血糖。

· 一日三餐都不可避免的要摄入主食，在选择主食的时候也有一定的讲究。患有糖尿病的人在选择主食的时候，最好选择含有碳水化合物或者高纤维的食物。碳水化合物可以选择粗面、粗米；高膳食纤维的食物，可以选择蔬菜、水果以及豆类和谷类。虽然现在治疗糖尿病的方法有很多，除了口服药物治疗之外，也可以注射胰岛素治疗，但是这些治疗方法只是治标不治本，如果想要得到更好的治疗效果，一定要注意自己的一日三餐，只有合理的安排自己的一日三餐，才能够让血糖时刻保持平稳的状态。

高血脂患者饮食上需要注意什么？高血脂的根源在于饮食结构的不合理，所以食疗的效果比药物要好。多数情况下，只要科学饮食，就能把血脂控制在正常水平。随着生活水平不断提高，人们的饮食结构正在逐渐改变，高血脂的患者也越来越多，高血脂是导致多种心血管疾病的元凶，吃什么降血脂，这是一个大问题，下面的几种食物，对降血脂有一定的作用。

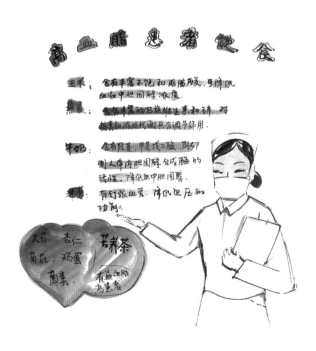

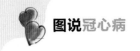
- 玉米：现代研究证实，玉米中含有丰富的不饱和脂肪酸，尤其是亚油酸的含量高达 60% 以上，可降低血液中的胆固醇浓度。它和玉米胚芽中的维生素 E 共同作用，可防止胆固醇沉积于血管壁。因此，玉米对高血脂、冠心病、动脉粥样硬化及高血压等都有一定的预防和治疗作用。

- 燕麦：燕麦含有丰富的 B 族维生素和锌，它们对糖类和脂肪类的代谢具有调节作用。它们可以有效降低人体中的胆固醇。经常食用，可对中老年人的心脑血管病、高血脂起到一定的预防作用。研究证实，只要每日食用 50 克燕麦片，就可使每百毫升血中的胆固醇平均下降39 毫克、甘油三酯下降 76 毫克。而且，燕麦中还含有丰富的膳食纤维，热量较低，既有利于减肥，又适合高血脂患者对食疗的需要。

- 牛奶：含有羟基、甲基戊二酸，能抑制人体内胆固醇合成酶的活性，从而抑制胆固醇的合成，降低血中胆固醇的含量。此外，牛奶中含有较多的钙，也可降低人体对胆固醇的吸收。

- 洋葱：其降血脂效能与其所含的烯丙基二硫化物及少量硫氨基酸有关。这些物质属于配糖体，除降血脂外还可预防动脉粥样硬化，对动脉血管有保护作用。还含前列腺素 A，有舒张血管，降低血压的功能。

- 大蒜：大蒜中含有大量的营养物质，而大蒜的降脂效能是与大蒜内所含物质大蒜素有关。大蒜素具有抗菌、抗肿瘤特性，能预防动脉粥样硬化、降低血糖和血脂等。

- 杏仁：杏仁中虽然含有大量的营养物质，但是它不含胆固醇，高血脂病人每天吃 30g 杏仁，可替代含高饱和脂肪酸的食品，有效的降低血脂。

- 菊花：有许多人都喜欢用菊花泡茶喝，那是因为菊花有降低血脂功效和较平稳的降血压作用。老年人在绿茶中掺杂一点菊花，对心血管有很好保健作用。

· 鸡蛋：过去认为鸡蛋含胆固醇量高，多吃易致冠心病。现已证实鸡蛋含有卵磷脂，能使人体血中胆固醇和脂肪保持悬浮状态而不在血管壁沉积，从而有效降低血脂水平。建议每天吃一个鸡蛋为宜。

· 菌类：灵芝单用或与降血脂药合用可降低血清胆固醇、甘油三酯和低密度脂蛋白，升高高密度脂蛋白。同时，还能降低全血黏度和血浆黏度，改善血液流变学障碍。灵芝的保肝作用可防止或减轻化学合成调节血脂药引起的肝损伤。灵芝的调节血脂作用是其对心脑血管保护作用的基础。

· 苦荞茶：苦荞茶除具有荞麦的营养价值外，还有独特的保健功能。苦荞麦中含有一种特殊的类黄酮物质——芦丁，这种物质能维持血管壁的正常透性与脆性，软化血管，有促进伤口愈合、消炎、抗过敏、止咳、平喘、降血脂的作用。苦荞茶中所含的维生素 E，具有较强的抗氧化作用，可抑制和消除人体内过剩的自由基，活化巨噬细胞，消除皮肤的色素沉积，增强人体免疫机能，减轻抗癌药物的负作用。苦荞麦中的膳食纤维能促进有毒物质的排泄，降低血清的总胆固醇及低密度脂蛋白胆固醇的含量。

6. 不能忘了重要的出院后随访复查

冠心病患者注重心脏康复，但是却忽略了一个重要问题，那就是随访复查。随访复查，也是在出院之后，一个关乎冠心病远期疗效的关键点。有的冠心病患者出院后，不随访复查，或者复查一次没有问题，就不再复查，这些都是不对的，应该坚持长期随访复查。定期医院随访复查主要是复查支架、搭桥术后疗效，以便早期发现、处理新发症状和新出现的疾病，并调整用药，以免延误病情。

为什么要随访复查？这是由定期复查的重要意义所决定的。支架植入术后能使狭窄的血管通畅，以恢复心脏血供，但随着时间推移，支架内可能会

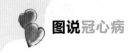

逐渐形成斑块，导致血管再次狭窄，因此，支架植入术后复查很重要，不仅可以检查已植入支架的情况，还能发现冠状动脉新发的其他病变，并及时调整药物治疗方案和干预措施，避免更严重的情况发生。

所以出院后，冠心病患者应该定期复查。究竟什么时候需要随访复查？一般出院后第 1 年要复查 4 次，时间分别是出院后 1 个月、3 个月、6 个月和 12 个月，出院 1 年后应每年复查一次。但在出院后如有任何不适，就要及时到医院就诊。

复查检查都包括哪些项目呢？复查检查包括抽血化验和一般辅助检查项目。抽血化验包括：血常规、生化、B 型钠尿肽、心肌酶等。一般辅助检查包括：心电图、胸片、超声心动图、冠脉 CT 等，必要时还需做冠脉造影检查。

7. 心脏康复后随意停止服药是很危险的

冠心病患者出院后，特别是经过康复恢复好了，随访复查都没有异常，就能和冠心病说再见了吗？就不用再吃药了吗？

冠心病患者需要长期服药是因为你得了冠心病，而不是因为放了支架。很多患者都秉承着"是药三分毒"的观念，对于服药存在抵触或者懈怠。一些患者对于服药是记得就吃，部分患者甚至擅自停药。冠心病服药千万不能停，因为冠心病可不像发烧感冒那样简单，吃一两天药，病好了，就可以不用继续吃了。它是一种慢性病，与冠状动脉粥样硬化狭窄继发心肌缺血有关，服药能在一定程度上减缓疾病，因此患者一定要坚持服用药物。

那么，冠心病人通常需要长期吃什么药呢？下面罗列几种非吃不可的药物：

- 抗血小板药物。主要功能就是抑制血小板凝集，在治疗中，占有举足轻重的地位。其中最具代表性的就是阿司匹林及氯吡格雷了。一般冠心病急性期或者刚做完冠脉支架的病人，医生都会建议一起服用阿司匹林起主导，氯吡格雷辅助，简称"双抗"。这两种药好比"孪生兄弟"一样，对于冠心病及支架术后及搭桥术后患者非常重要。6～12个月后，医生会根据患者的病情选择氯吡格雷是否减量或停掉，但是阿司匹林仍然会被建议一直坚持服用，以防治血栓的形成。

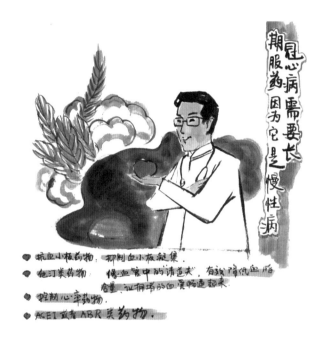

- 他汀类药物。高血脂是冠心病的独立而又危险的活跃分子，也是冠心病主要诱因之一。胆固醇、钙等物质在血管壁形成斑块，造成动脉壁增厚变硬、血管腔狭窄，这时就像好久没有疏通的下水道，很容易堵住了。他汀类药物就像血管的"清道夫"，可以有效的降低血脂含量，稳定斑块，改善心肌缺血，让拥堵的血管畅通起来。对于冠心病及支架术后、搭桥术后患者非常重要，一定要终生服用。
- 控制心率的药物。主要有倍他乐克、比索洛尔等，这类药物主要是减弱心肌收缩力、减慢心率，降低心肌耗氧量，防止心肌缺血的发生，从而改善患者远期的疗效。对于冠心病及支架术后、搭桥术后患者都

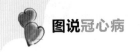

非常重要，所以控制心率药也是需要长期服用的。

· ACEI 或者 ARB 类药物。这些英文名患者想必会一头雾水，但"卡托普利""厄贝沙坦"等这类药物的药名一出现，高血压病人就再熟悉不过了，这时有人会问：冠心病跟高血压药有啥关系呢？其实这类药可以促进血管扩张，改善心脏功能，同样具有抗心肌缺血的作用，越来越多的临床试验表明，明确患有动脉粥样硬化性疾病的人，应首选 ACEI 或 ARB。对于冠心病及支架术后、搭桥术后患者都非常重要，也是需要长期服用的。

说到这里，就要提醒冠心病及支架术后、搭桥术后患者，药物是有"两面性"的，长期服用这些药，也要注意它们的副反应：

· 出血：服用抗血小板药时，要注意是否有牙龈出血、皮肤出血及黑便情况；这属于正常的副作用，多数情况下不会对患者造成非常严重的后果，尤其是刚做完支架或者搭桥术不久的病人，千万不要随意停用，如果真的觉得对生活造成影响，可去医院做相应的检查。一般可改成单抗，没有异常的情况下，随时恢复双抗。一般支架术后一年改成单抗，搭桥术后半年改成单抗。

· 肌无力、肌肉痛：长期服用他汀类药物，会对肝脏有一定的损伤，转氨酶会升高，所以术后需要定期去医院复查。当出现头晕乏力、肌无力、肌肉痛等情况加重时，要及时去医院就诊，切记不要拖延。如果他汀类药物有副作用，可以更换药物，比如可用依折麦布或者非诺贝特药物代替。

· 心动过缓：心动过缓是控制心率药物最危险的副作用，所以服药期间要每天观察自己心率，不要低于 50 次 / 分，长期过缓可造成乏力甚至脑供血不足等。

· 干咳：干咳是 ACEI 类药物最大的副作用，如果咳嗽频繁甚至影响正常生活，可以咨询医生更换药物，一般可更换为 ARB 类药物代替。

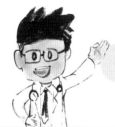

1. Che J, Li G, Shao Y,et al. An analysis of the dsk factors for premature comnary anery disease in young and middle age chinese patients with hypertension[J]. Exp Clin Cardiol,2013,18(2):89-92.

2. Alkhawam H, Zaiem F, Sogomonian R, et al. Comnary artery disease in young adult[J]. Am J Med Sci,2015,350(6):479-483.

3. Bajaj S, Shamoon F, Gupta N, et al. Acute ST-segment elevation myocardial infarction in young adults: who is at risk?[J].Coron Artery Dis,2011,22(4):238-244.

4. Hassan A, Jaffe R, Rubinshtein R,et al. Characterization of coronary artery disease in young adults and assessrnent of long-term outcomes[J]. Isr Med Assoc J,2018,20(10):613-618.

5. Collet JP, Zeitouni M, Procopi N, et al. Long-term evolution of premature coronary artery disease[J]. J Am Coll Cardiol,2019,74(15):1868-1878.

6. Qu Y，zhang F，Yang J，et al. Clinical characteristics and outcomes in Asian patients with premature comnary anery disease：insight from the focus registIy[J]. Angiology,2019,70(6):554-560.

7. Taylor RS, Anderson L, Oldridge N, et al.The efficacy of exercise-based cardiac rehabilitation:the changing face of usual care[J].J Am Coll Cardiol,2017,69(9):1207-1208.

8. Price KJ, Gordon BA, Bird SR, et al. A review of guidelines for cardiac rehabilitation exercise programmes:is there an international consensus?[J]. Eur J of Prev Cardiol, 2016,23(16):1715-1733.

9. Jaureguizar KV, Vicente-campos D, Bautista LR, et al. Effect of high-intensity interval

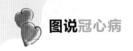
versus continuous exercise training on functional capacity and quality of life in patients with coronary artery disease:a randomized clinical trial[J]. J Cardiopulm Rehabil Prev, 2016,36(2):96-105.

10. Simon M, Korn K, Cho L, et al. Cardiac rehabilitation: a class 1 recommendation[J]. Cleve Clin J Med, 2018,85(7): 551-558.

11. Kulik A, Ruel M, Jneid H, et al. American heart association council on cardiovascular surgery and anesthesia. secondary prevention after coronary artery bypass graft surgery: a scientific statement from the American Heart Association[J]. Circulation, 2015,131(10): 927-964.

12. Kim C, Sung J, Lee JH, et al. Clinical practice guideline for cardiac rehabilitation in Korea[J]. Ann Rehabil Med, 2019,43(3): 355-443.

13. Hillis LD, Smith PK, Anderson JL, et al. 2011 ACCF/AHA Guideline for Coronary Artery Bypass Graft Surgery: executive summary: a report of the American College of Cardiology Foundation/American Heart Association Task Force on Practice Guidelines[J]. Circulation, 2011,124(23):2610-2642.

14. Engelman DT, Ben Ali W, Williams JB, et al. Guidelines for perioperative care in cardiac surgery: enhanced recovery after surgery society recommendations[J]. JAMA Surg, 2019,154(8):755-766.

15. Chen YC, Chen KC, Lu LH, et al. Validating the 6-minute walk test as an indicator of recovery in patients undergoing cardiac surgery: A prospective cohort study[J]. Medicine (Baltimore), 2018, 97(42): e12925.

16. Hsu CJ, Chen SY, Su S, et al. The effect of early cardiac rehabilitation on health-related quality of life among heart transplant recipients and patients with coronary artery bypass

graft surgery[J]. Transplant Proc, 2011, 43(7): 2714-2717.

17. O'Connor CM, Whellan DJ, Lee KL, et al. Efficacy and safety of exercise training in patients with chronic heart failure: HF-ACTION randomized controlled trial[J]. JAMA, 2009, 301(14): 1439-1450.

18. Donnelly JE, Blair SN, Jakicic JM, et al. Appropriate physical activity intervention strategies for weight loss and prevention of weight regain for adults[J]. Med Sci Sports Exerc, 2009, 41(2): 459-471.

19. Haskell WL, Lee IM, Pate RR, et al. Physical activity and public health: updated recommendation for adults from the American College of Sports Medicine and the American Heart Association[J]. Circulation, 2007, 116(9): 1081-1093.

20. Whalley B, Thompson DR, Taylor RS. Psychological interventions for coronary heart disease: cochrane systematic review and metaanalysis[J]. Int J Behav Med, 2014, 21(1): 109-121.

21. Lüthje L, Andreas S. Obstructive sleep apnea and coronary artery disease[J]. Sleep Med Rev, 2008, 12(1): 19-31.

22. Uchôa CHG, Danzi-Soares NJ, Nunes FS, et al. Impact of OSA on cardiovascular events after coronary artery bypass surgery[J]. Chest, 2015, 147(5): 1352-1360.

23. Salari A, Hasandokht T, Mahdavi-Roshan M, et al. Risk factor control, adherence to medication and follow up visit, five years after coronary artery bypass graft surgery[J]. J Cardiovasc Thorac Res, 2016, 8(4): 152-157.

24. Wu Xl, Yang DY, Zhao YS, et al. Diagonal earlobe crease and coronary artery disease in a Chinese population[J]. BMC Cardiovasc Disord, 2014, 14(1):43.

25. Allen JK, Blumenthal RS. Risk factors in the offspring of women with premature coronary

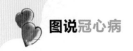

heart disease[J]. Am Heart J, 1998, 135(3): 428-434.

26. Becker DM, Yook RM, Moy TF, et al. Markedly high prevalence of coronary risk factors in apparently healthy African-American and white siblings of persons with premature coronary heart disease[J]. Am J Cardiol, 1998, 82(9): 1046-1051.

27. Sharma K, Humane D, Shah K, et al. Androgenic alopecia, premature graying, and hair thinning as independent predictors of coronary artery disease in young Asian males[J]. Cardiovasc Endocrinol, 2017, 6(4): 152-158.

28. Qi Y, Han X, Zhao D, et al. Long-Term Cardiovascular Risk Associated With Stage 1 Hypertension Defined by the 2017 ACC/AHA Hypertension Guideline[J]. J Am Coll Cardiol, 2018, 72(11): 1201-1210.

29. Ritchie MD, Davis JR, Aschard H, et al. Incorporation of Biological Knowledge Into the Study of Gene-Environment Interactions.[J] .Am J Epidemiol, 2017,186(7): 771-777.

30. 卫生部心血管病防治研究中心 . 中国心血管病报告 2013. 北京：中国大百科全书出版社 ,2014.

31. 国家心血管病中心 , 中国心血管健康与疾病报告 2019. 北京 : 科学出版社 ,2020:1-5.

32. 刘静 . 我国心血管病流行趋势的新特点 [J]. 中华心血管病杂志 ,2015,43(4):295-296.

33. 刘小清 . 冠心病流行病学研究进展及疾病负担 [J]. 中华心血管病杂志 ,2008,36(06): 573-576.

34. 中华人民共和国卫生部 . 冠状动脉粥样硬化性心脏病诊断标准（WS 319—2010）. 北京 : 中国标准出版社 ,2010:1-14.

35. 杨舟 . 心血管疾病危险因素研究现状 . 中国内科杂志 ,2008,3(2):67-68.

36. 王祖远 . 从日常生活和饮食习惯防治冠心病 [J]. 现代养生 , 2020, 20(17):68-69.

37. 吴晓峰 . 影响冠心病分期防治的临床因素分析以及对患者治疗的意义 [J]. 中国保健营

养 ,2020,30(27):102.

38. 潘珍红 , 黄宇玲 , 姚思宇 , 等 . 冠心病患者血尿酸和血脂水平与冠脉病变程度的相关分析 [J]. 慢性病学杂志 ,2019,20(10):1459-1461+146.

39. 徐俊伟 . 冠心病的家族遗传和饮食习惯因素研究 [J]. 临床医药文献电子杂志 ,2018,5(99):11-12.

40. 张真真 , 田鹏飞 , 傅增洋 . 早发冠心病病人健康子女血浆血管活性因子水平检测 [J]. 青岛大学医学院学报 ,2015,51(2):146-147,150.

41. 吴安东 , 刘建坤 , 赵雅 , 等 . 冠心病的遗传机制 [J]. 中国科学（生命科学）,2022,52(2):123-137.

42. 王冬萌 , 高文静 , 吕筠 , 等 . 中国成年双生子人群的冠心病遗传度估计 [J]. 中华流行病学杂志 ,2020,41(5):700-704.

43. 康伊 . 不同体重指数的高血压前期患者临床特点及高盐饮食对其预后的影响 . 临床内科杂志 [J],2020,37(8):565-569.

44. 陈清月 . 老年健康体检者血尿酸水平与血压及原发性高血压的关系 [J]. 心血管病防治知识 ,2020,10(2):3-5.

45. 吴玉付 . 冠心病介入治疗术后造影剂肾病的药物防治进展 [J]. 影像研究与医学应用 ,2020,4(10):3-7.

46. 汤丽芬、许祖建、戴小华、刘贝倍、孙思思 . 冠心病患者营养状况与冠状动脉狭窄程度的相关性 [J]. 安徽医学 , 2020, 41(9):1048-1051.

47. 曹颖 , 喻国 , 王意君 , 等 . 冠心病与老年认知功能障碍的相关性 [J]. 武警医学 ,2020,31(8):669-671,675. ISTIC CA, 2020.

48. 中国成人血脂异常防治指南修订联合委员会 . 中国成人血脂异常防治指南（2016 年修订版）[J]. 中华全科医师杂志 ,2017,16(1):15-35.

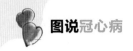
49. 中国医师协会心血管内科医师分会.心血管疾病一级预防中国专家共识 [J]. 中华内科杂志 ,2010,49(2):174-185 .

50. 安宁 , 谢高强 , 武阳丰 , 等 . 心脑血管病主要危险因素对其发病和死亡的归因危险 [J]. 中国慢性病预防与控制 ,2003,11(2)：41-45.

51. 李惠 . 常规血脂检验在冠心病临床诊断中的应用价值 [J]. 临床合理用药杂志 ,2019,12(7):9-10.

52. 张国富 , 任彩丽 , 黄丽 . 社会心理因素对冠心病的影响 [J]. 新乡医学院学报 , 2009,26(6):604-606.

53. 曾瑜 . 社区慢性病防治中老年冠心病患者健康教育的应用价值 [J]. 健康必读 ,2019(3):164.

54. 张中平 . 社区老年人慢性病患病情况及健康教育需求调查 [J]. 健康之路 ,2017(10):205-206.

55. 赵玉琼 . 社区慢性病护理干预中的健康教育效果 [J]. 中国保健营养 , 2018, 28(11):143.

56. 沈海滨 . 探讨健康教育及管理在社区老年慢性病防治中的应用效果 [J]. 人人健康 , 2018, 485(24):193+250.

57. 胡少燕 . 探讨健康教育及管理在社区老年慢性病防治中的应用效果 [J]. 中国医药科学 , 2017, 7(14):99-101,144.

58. 胡大一 . 冠心病防治中社区医生应掌握的基本策略 [J]. 中华全科医师杂志 .2006, 5(9):517-518.

59. 项志敏 . 冠心病的防治策略及其合理用药原则 [J]. 中国社区医师 . 2011,12(4):16.

60. 徐萧 , 刘炜 , 肖玉芬 . 在社区医疗工作中实施冠心病三级预防的问题分析 [J]. 中国基层医药 ,2019,26(5):638-640.

61. 王彤 , 龙明智 . 老年冠心病治疗新进展 [J]. 中西医结合心脑血管病杂志 , 2018,

16(4):425-428.

62. 王杉月，杨旭明，杨靖 . 冠心病患者抗血小板药物的研究进展 [J]. 国际生物医学工程杂志 ,2020,43(3):250-254, ISTIC CA, 2020.

63. 岳颖，王璟，李乃达 . 肠溶阿司匹林引发冠心病患者上消化道出血不良反应分析 [J]. 现代消化及介入诊疗 , 2017, 22(3):390-393.

64. 李娟 . 饮食管理对冠心病患者营养状况的影响 [J]. 华南预防医学 , 2020，46(6):709-711.

65. 马龙飞，张君，常展，张佳文，王琦琪 . 社区预防冠心病饮食因素的探讨分析 . 中国卫生产业，2016,13(11):185-187.

66. 中国心血管病一级预防指南 . 中华心血管病杂志 ,2020,48(12):1000-1038.

67. 中国医师协会心血管内科医师分会预防与康复专业委员会 . 经皮冠状动脉介入治疗术后运动康复专家共识 . 中国介入心脏病学杂志 ,2016,24(7):361-369.

68. 中华医学会心血管病学分会，中国康复医学会心血管专业委员会，中国老年学会心脑血管病专业委员会 . 冠心病康复与二级预防中国专家共识 . 中华心血管病杂志 ,2013,41(4):267-275.

69. 中华医学会心血管病学分会预防学组，中国康复医学会心血管病专业委员会 . 冠心病患者运动治疗中国专家共识 . 中华心血管病杂志 ,2015,43(7):575-588.

70. 刘凯旋，郭艺芳 . 从最新临床研究证据看老年高血压患者的血压控制目标 [J]. 中国全科医学 ,2022,25(11):1305-1308.

71. 郭艺芳，杨宁 . 强化血压控制中国专家建议 [J]. 中华高血压杂志 ,2022,30(02):113-117.

72. 刘品明，SHAILENDRASING DOSIEAH，郑海生，等 . 东亚男性饮酒与冠心病的关系 [J]. 中华心血管病杂志 ,2010,38(11):1038-1044.

73. 郭宇超 . 耳垂皱褶征与冠心病关系的研究进展 [J]. 中国循环杂志 ,2017,32(3):295-297.

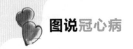

74. 国家心血管病中心国家基本公共卫生服务项目基层高血压管理办公室, 国家基层高血压管理专家委员会. 国家基层高血压防治管理指南 2020 版 [J]. 中国循环杂志,2021,36(3):209-220.

75. 佳怡. 睡觉前喝水好不好 [J]. 家庭科学·新健康,2018(4):37.

76. 廖静如. 夜间喝水预防心肌梗塞 [J]. 农家科技,2007(08):51.

77. 彭琴, 周琴怡, 黄柯, 等. 早发冠心病相关脂质代谢基因变异的研究进展 [J]. 中国动脉硬化杂志,2021,29(3):264-270.

78. 陈文贵. 冠心病会相互传染吗?[J]. 心血管病防治知识,2014(11):38.

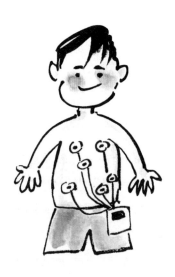

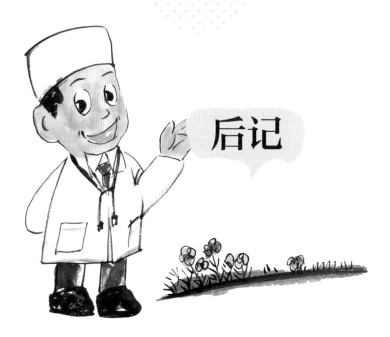

后记

经过半年的立题和构思，再经过半年的写作和绘画，心血没有白费，半生所学渐渐成稿，终于得以付梓。眼前厚厚的一沓书稿，一旁的灯光勾勒出将要呼之欲出的剪影，就像躁动于母腹中的快要出生了的一个婴儿，让人在如释重负的喜悦中充满新的期待。

虽然为此书付出很多，但自知仍有很多不足。倘若此书能对广大群众和冠心病患者起到曲突徙薪的作用，也不枉我一年来挑灯夜战、奋笔疾书；如能得到大家的批评和指正，也不失为一笔宝贵的财富，留待今后继续更正和进步。

深夜里，我翻开葛洪的《抱朴子》，一行字映入眼帘。遥望南天，欣然领悟。

治身养性务谨其细，不可以小益为不平而不修，不可以小损为无伤而不防。

——葛洪《抱朴子》

编著

2022 年 3 月

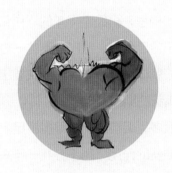